I0449896

La science du plaisir

Exploration des sensations du point G et du point P

Par

Dr. Sophia Hartman

La science du plaisir

Exploration des sensations du point G et du point P

Table des matières

Introduction

L e plaisir sexuel fait partie intégrante de la vie humaine, mais il est souvent entouré de mystères, de tabous sociaux et d'inhibitions personnelles. Ce livre est conçu pour faire la lumière sur les domaines énigmatiques mais immensément gratifiants de la stimulation du point G et du point P. Que vous partiez seul à la découverte de vous-même ou que vous cherchiez à approfondir l'intimité et le plaisir dans votre relation, les connaissances contenues dans ces pages vous serviront de guide de confiance.

Notre objectif est de vous donner des informations précises, basées sur la science, qui vous permettront d'explorer votre corps et celui de votre partenaire avec confiance et curiosité. Nous approfondirons l'anatomie, les techniques et les aspects psychologiques qui sous-tendent les expériences intimes significatives et épanouissantes. Grâce à une compréhension globale, vous serez équipé pour naviguer à la fois dans les délices et les défis qui peuvent survenir en cours de route.

Le point G et le point P ont tous deux été des sujets de fascination et de controverse au fil des ans. Malgré des études approfondies et des témoignages personnels, les mythes et les idées fausses persistent. L'une de nos premières démarches consiste à démystifier ces domaines en présentant des informations claires et fondées sur des preuves. Vous trouverez des sections consacrées à la recherche scientifique qui alimente notre compréhension, ainsi que des techniques pratiques qui peuvent être appliquées immédiatement pour améliorer le plaisir. Notre exploration va au-delà de la simple anatomie. Elle englobe le lien entre le corps et l'esprit, la préparation émotionnelle et l'aspect crucial de la communication entre les partenaires. La sexualité n'existe pas dans le vide ; elle est influencée par notre état mental, nos émotions et la dynamique de nos relations. C'est pourquoi il est aussi important de comprendre les aspects psychologiques que les aspects physiques.

Pour ceux qui s'adonnent au jeu en solo, des chapitres spécifiques vous guideront pas à pas dans les techniques qui améliorent le plaisir personnel. L'exploration en solo est un aspect essentiel du bien-être sexuel, qui vous donne la liberté de comprendre les réactions de votre corps en dehors des complexités d'un partenariat. Cette conscience de soi peut grandement enrichir les expériences en couple, en vous rendant plus informé et plus confiant dans la communication de vos désirs.

Pour les couples, l'exploration en duo peut être un profond voyage de découverte mutuelle et de connexion. Comprendre et pratiquer les techniques de stimulation du point G et du point P peut ouvrir de nouvelles portes au plaisir et approfondir les liens émotionnels entre les partenaires. Nous aborderons tous les sujets, de la conversation initiale sur l'idée d'essayer quelque chose de nouveau aux techniques avancées qui peuvent amener votre connexion intime à des sommets sans précédent.

Nous donnons également la priorité à la sécurité et à l'hygiène, en abordant les préoccupations courantes et en fournissant des conseils pratiques pour que vos expériences soient aussi sûres que plaisantes. Ces sections sont des lectures essentielles, destinées à dissiper les inquiétudes qui pourraient autrement entraver votre exploration.

L'art du plaisir sexuel est un mélange de physique et de mental, de scientifique et d'émotionnel. En parcourant ce livre, vous découvrirez que l'objectif n'est pas simplement d'atteindre l'orgasme, mais d'enrichir l'ensemble de vos expériences sexuelles. Chaque chapitre est conçu pour s'appuyer sur le précédent, améliorant progressivement votre compréhension et vos capacités d'une manière qui semble à la fois naturelle et excitante.

Dans les nombreuses pages qui suivent, vous trouverez également des sections qui abordent les défis courants et proposent des moyens de les surmonter. L'exploration sexuelle peut parfois provoquer des sensations inattendues ou des malaises. Il est essentiel d'aborder ces moments avec patience et compréhension, et nos conseils visent à vous aider à traverser ces expériences avec succès.

Nous avons consacré des chapitres spécifiques à la combinaison de la stimulation du point G et du clitoris, ainsi qu'à la stimulation du point P et du pénis. Ces combinaisons peuvent offrir des orgasmes mixtes et des plaisirs doubles qui amplifient votre satisfaction sexuelle. Nous vous guiderons à travers ces techniques complexes mais gratifiantes à l'aide d'instructions claires, étape par étape.

Un aspect crucial de notre guide est l'approche holistique de l'intégration de ces formes de stimulation dans une vie sexuelle saine. L'exploration sexuelle ne doit pas être une activité séparée ; elle doit compléter et améliorer votre santé sexuelle globale et votre intimité. Nous discuterons des façons d'équilibrer ces pratiques dans le contexte d'une vie sexuelle satisfaisante et dynamique.

Enfin, le livre se terminera par un glossaire complet et une section pour des lectures complémentaires et des ressources. Ces annexes sont conçues pour vous fournir des pistes supplémentaires d'exploration et d'apprentissage, prolongeant votre voyage au-delà des limites de ces pages.

Ainsi, que vous soyez un explorateur chevronné des terrains sexuels ou que vous fassiez vos premiers pas dans ces eaux inexplorées, ce livre a été conçu pour vous soutenir, vous éduquer et vous inspirer. Embarquons ensemble pour ce voyage, à la découverte des joies profondes que recèle le monde nuancé et profondément personnel du plaisir sexuel.

Chapitre 1:
Comprendre le plaisir sexuel

Comprendre le plaisir sexuel est une étape essentielle vers une vie épanouie et profondément intime. Il s'agit d'une expérience multidimensionnelle qui réunit les facettes physiques, émotionnelles et mentales de notre être. Du picotement électrique de l'anticipation à la chaleur apaisante de la connexion, le plaisir sexuel est autant une question de corps qui réagit au toucher que d'esprit qui s'engage dans les sensations et les émotions. Le chemin vers un plaisir sexuel plus profond commence souvent par une prise de conscience de soi et une communication ouverte. Lorsque nous nous plongeons dans la danse complexe entre le cerveau et le corps, il apparaît clairement que l'ingrédient principal n'est pas seulement la technique, mais l'attention affectueuse que nous nous portons à nous-mêmes et à nos partenaires. En explorant les fondements du plaisir sexuel et le rôle central du cerveau dans la réponse sexuelle, nous puisons dans un réservoir de joie et de connexion qui enrichit nos expériences intimes au-delà de toute mesure.

Les fondements du plaisir sexuel

Le plaisir sexuel, bien qu'intrinsèquement personnel et subjectif, repose sur une base complexe d'éléments physiologiques et psychologiques. Comprendre ces aspects fondamentaux permet non seulement d'améliorer les expériences individuelles, mais aussi de contribuer à des relations plus épanouissantes et plus intimes avec les partenaires. Au fond, le plaisir sexuel est un amalgame de sensations physiques, d'intimité émotionnelle et de processus cognitifs qui, ensemble, créent des expériences profondément satisfaisantes.

Physiologiquement, le corps humain est équipé d'un réseau de zones érogènes, de terminaisons nerveuses et de récepteurs sensoriels qui réagissent à divers stimuli. Ces zones sont riches en terminaisons nerveuses et peuvent produire d'intenses sensations de plaisir lorsqu'elles sont stimulées. Si certaines zones, comme les organes génitaux, sont universellement reconnues, d'autres, comme le cou, les oreilles et l'intérieur des cuisses, peuvent être tout aussi agréables. La réactivité de ces zones peut varier considérablement d'un individu à l'autre, ce qui souligne l'importance de l'exploration personnelle et de la communication avec les partenaires. Cette carte unique du plaisir témoigne de la capacité du corps à vivre des expériences sexuelles diverses et profondes.

Passons maintenant au cerveau, qui est au cœur du plaisir sexuel. On dit souvent que le cerveau est le plus grand organe sexuel, et c'est tout à fait exact. Les voies neuronales et les régions du cerveau telles que l'hypothalamus et l'amygdale jouent un rôle essentiel dans l'excitation sexuelle et l'orgasme. Le cerveau interprète les données sensorielles, déclenche des réponses hormonales et influence même les connexions émotionnelles, créant ainsi une expérience sexuelle holistique qui transcende le simple toucher physique. La compréhension de ces processus neuronaux permet aux individus de mieux maîtriser et d'améliorer leur propre plaisir sexuel.

Au niveau émotionnel, le plaisir sexuel est profondément lié aux sentiments d'intimité, de confiance et de connexion. La sécurité et la vulnérabilité émotionnelles peuvent avoir un impact considérable sur la capacité d'une personne à éprouver du plaisir. Lorsque les individus se sentent émotionnellement liés à leur partenaire, ils sont plus enclins à s'engager pleinement et ouvertement dans des activités sexuelles, ce qui conduit à des expériences plus gratifiantes. L'interaction de ces émotions renforce non seulement les relations, mais enrichit également la qualité des rencontres sexuelles.

En outre, l'aspect psychologique du plaisir sexuel ne peut être négligé. Nos pensées, nos fantasmes et notre état d'esprit influencent considérablement nos expériences sexuelles. Le stress, l'anxiété et les pressions sociales entravent souvent le plaisir sexuel, d'où l'importance de cultiver un état d'esprit sain. Les pratiques de pleine conscience, le dialogue positif avec soi-même et l'adoption d'une attitude sans jugement à l'égard de son corps et de ses désirs peuvent améliorer considérablement la satisfaction sexuelle. Le fait d'embrasser sa sexualité avec confiance et ouverture d'esprit constitue une base solide pour des expériences agréables et épanouissantes.

Les influences culturelles et sociétales jouent également un rôle important dans le façonnement des perceptions et des expériences du plaisir sexuel. Les normes sociétales, les croyances religieuses et les tabous culturels peuvent faciliter ou entraver l'exploration ouverte de la sexualité. En remettant en question les normes dépassées et en s'informant sur les diverses perspectives du plaisir sexuel, les individus peuvent se libérer des mentalités restrictives et embrasser pleinement leur potentiel sexuel. Ce changement favorise non seulement l'épanouissement personnel, mais ouvre également la voie à un discours plus inclusif et plus respectueux sur le sexe et le plaisir.

Un aspect fondamental de la compréhension du plaisir sexuel est la reconnaissance de sa nature dynamique et évolutive. Le plaisir sexuel varie tout au long de la vie en raison de facteurs tels que l'âge, les changements hormonaux et les expériences de vie. Le fait d'être conscient de ces changements et de s'y adapter permet de s'assurer que le bien-être sexuel reste une priorité. L'apprentissage continu, la recherche de conseils professionnels si nécessaire et le maintien d'une communication ouverte avec les partenaires peuvent aider à faire face à ces changements et à garantir un plaisir et une intimité durables.

John et Maria, un couple au milieu de la trentaine, ont découvert que leur plaisir sexuel s'est considérablement amélioré lorsqu'ils ont commencé à donner la priorité à l'intimité émotionnelle et à une communication efficace. Ils ont réalisé qu'en partageant ouvertement leurs fantasmes et leurs désirs, ils pouvaient mieux comprendre et satisfaire les besoins de l'autre. Cette pratique a non seulement amélioré leurs expériences sexuelles, mais a également approfondi leur connexion émotionnelle, illustrant l'impact profond des facteurs psychologiques et émotionnels sur le plaisir sexuel.

La base du plaisir sexuel ne consiste pas seulement à comprendre le "comment", mais également le "pourquoi". S'interroger sur les raisons qui sous-tendent nos réactions et nos désirs sexuels permet d'apprécier plus profondément notre sexualité. Lorsque les individus reconnaissent que le plaisir est une expérience holistique influencée par des facteurs physiques, émotionnels et psychologiques, ils deviennent capables de prendre en main leur santé et leur bien-être sexuels. Cette prise de conscience encourage l'expérimentation et l'ouverture à de nouvelles expériences, ce qui conduit finalement à une vie sexuelle plus riche et plus satisfaisante.

En somme, les fondements du plaisir sexuel reposent sur une interaction complexe d'éléments physiologiques, émotionnels et psychologiques. En comprenant et en adoptant ces facteurs, les individus peuvent améliorer leurs expériences sexuelles, favoriser des liens plus profonds avec leurs partenaires et cultiver une vie sexuelle épanouie et dynamique. Alors que vous continuez à explorer votre propre sexualité, n'oubliez pas que le voyage lui-même est aussi important que la destination. En privilégiant la connaissance de soi, la communication ouverte et l'apprentissage continu, vous créez les conditions idéales pour une vie de plaisir et d'intimité.

La sexualité est une question de vie et de mort.

Le rôle du cerveau dans la réponse sexuelle

Pour comprendre les complexités du plaisir sexuel, il faut se plonger dans l'implication du cerveau dans la réponse sexuelle. Si les aspects physiques de l'excitation occupent souvent le devant de la scène, c'est le cerveau qui orchestre, amplifie et peaufine ces sensations pour en faire une symphonie de plaisir. Cette section explore la manière dont les différentes régions du cerveau et les neurotransmetteurs contribuent à la réponse sexuelle, façonnant nos expériences de manière profondément personnelle et profonde.

Le cerveau joue un rôle central dans l'excitation et le plaisir sexuels en intégrant les données sensorielles aux réactions émotionnelles et cognitives. L'aventure de l'excitation sexuelle commence dans le système limbique, un ensemble de structures situées au plus profond du cerveau et responsables des émotions et de la motivation. Les principaux composants sont l'hypothalamus, qui régule l'activité hormonale, et l'amygdale, qui traite les émotions. Ensemble, ces zones contribuent à transformer les stimuli sensoriels en excitation sexuelle.

Un aspect essentiel de l'excitation sexuelle est la libération de neurotransmetteurs, les messagers chimiques du cerveau. La dopamine, souvent surnommée la "substance chimique du plaisir", est libérée pendant l'activité sexuelle, créant des sentiments d'euphorie et de récompense. Il s'agit de la même substance chimique impliquée dans d'autres activités gratifiantes, comme l'alimentation et la socialisation, ce qui explique pourquoi le plaisir sexuel peut être si intensément gratifiant. D'autres neurotransmetteurs, comme la sérotonine et l'ocytocine, jouent également un rôle important. La sérotonine peut influencer l'humeur et l'état émotionnel, tandis que l'ocytocine, connue sous le nom d'"hormone du câlin", favorise l'intimité et les liens, en particulier après l'orgasme.

Les zones corticales du cerveau sont tout aussi importantes dans la réponse sexuelle. La partie la plus importante du cerveau, le cortex cérébral, traite les perceptions, les pensées et les souvenirs. Pendant l'excitation sexuelle, le cortex préfrontal, qui est impliqué dans la pensée complexe et la prise de décision, devient souvent moins actif. Ce ralentissement temporaire de l'activité nous aide à nous libérer de nos inhibitions et à nous immerger dans le moment présent, ce qui améliore notre expérience sexuelle.

Un autre aspect fascinant concerne le rôle du cerveau dans les fantasmes et les désirs sexuels. L'imagerie mentale et les pensées que nous entretenons peuvent considérablement augmenter l'excitation. Les cortex visuels et auditifs du cerveau aident à créer des fantasmes vivants qui complètent les sensations physiques de l'activité sexuelle. Cet engagement mental est essentiel pour parvenir à une expérience sexuelle pleinement satisfaisante, car il nous permet d'explorer des désirs et des scénarios qui pourraient ne pas être réalisables dans la vie réelle.

Il est intéressant de noter que la recherche indique que les hommes et les femmes pourraient connaître des différences d'activité cérébrale pendant l'excitation sexuelle. Par exemple, des études utilisant des techniques d'imagerie cérébrale révèlent que le cerveau des femmes présente souvent une activité accrue dans les régions liées à l'émotion par rapport à celui des hommes. Ces différences soulignent les nuances dans la manière dont le cerveau gouverne la réponse sexuelle et mettent en évidence l'importance de comprendre les variations individuelles.

L'implication du cerveau ne s'arrête pas à l'excitation et à l'orgasme ; il joue un rôle crucial dans l'ensemble du spectre des interactions sexuelles. Il joue un rôle crucial dans tout le spectre des interactions sexuelles, y compris l'anticipation et la préparation de l'activité sexuelle, qui fait intervenir les voies de la récompense et renforce le désir de s'engager dans un comportement sexuel. En outre, après l'activité sexuelle, le cerveau régule la période réfractaire - une phase d'excitation réduite après l'orgasme - qui varie d'un individu à l'autre en fonction de facteurs tels que l'âge et l'état de santé.

La santé mentale peut également avoir un impact significatif sur la réponse sexuelle. Des troubles tels que l'anxiété et la dépression peuvent modifier les niveaux de neurotransmetteurs et l'équilibre hormonal, entraînant une baisse du désir et des performances sexuelles. De même, des facteurs psychologiques tels que le stress et les traumatismes passés peuvent affecter la capacité du cerveau à traiter positivement les stimuli sexuels, soulignant ainsi le lien profond entre le bien-être mental et sexuel.

La communication entre partenaires et la connexion émotionnelle sont d'autres domaines dans lesquels le rôle du cerveau devient évident. Une communication efficace sur les désirs, les limites et les fantasmes peut renforcer l'intimité et rendre l'expérience sexuelle plus satisfaisante. Le cerveau traite ces interactions, ce qui favorise un sentiment de sécurité et d'attachement, améliorant ainsi la satisfaction sexuelle globale. Cette interconnexion entre les processus cognitifs et les états émotionnels souligne l'importance de la communication dans l'établissement d'une relation sexuelle saine et agréable.

Il est également important d'aborder l'impact des substances sur la réponse sexuelle. L'alcool et les drogues à usage récréatif peuvent modifier de manière significative les fonctions cérébrales, en affectant les niveaux de neurotransmetteurs et en altérant le jugement, ce qui peut conduire à des comportements sexuels à risque ou à une expérience sexuelle amoindrie. Comprendre comment ces substances interagissent avec le cerveau peut aider les individus à faire des choix éclairés quant à leur consommation et à son impact sur leur santé sexuelle.

La neuroplasticité, c'est-à-dire la capacité du cerveau à se réorganiser en formant de nouvelles connexions neuronales, joue un rôle dans l'adaptation à différentes expériences sexuelles au fil du temps. Cette capacité est essentielle pour surmonter les expériences sexuelles négatives ou les traumatismes. En s'engageant dans des activités sexuelles positives et agréables, les individus peuvent remodeler leurs voies neuronales, ce qui conduit à une amélioration de la santé et du plaisir sexuels.

En conclusion, le cerveau est plus qu'un simple passager dans le voyage du plaisir sexuel ; c'est le chef d'orchestre qui façonne, améliore et définit nos expériences sexuelles. De la libération de neurotransmetteurs au traitement émotionnel et à l'engagement cognitif, le réseau complexe de fonctions du cerveau garantit que le plaisir sexuel est un élément profondément enrichissant de l'expérience humaine. En comprenant et en appréciant le rôle du cerveau, les individus et les couples peuvent explorer de nouvelles dimensions de l'intimité et du plaisir, en se donnant les moyens de créer des expériences sexuelles épanouissantes.

Chapitre 2:
Anatomie du point G

Lorsque nous nous aventurons dans le monde complexe du point G, nous plongeons dans un univers plus que physique ; nous explorons un royaume de sensibilité et de plaisir profonds. Niché dans la paroi antérieure du vagin, généralement à une distance d'un à trois pouces de l'entrée, se trouve cette zone remarquable. Il ne s'agit pas d'une glande ou d'un organe distinct, mais plutôt d'une convergence de tissus, de terminaisons nerveuses et de glandes - notamment les glandes de Skene - qui réagissent intensément à une légère pression et à une stimulation rythmique. Comprendre l'anatomie du point G, c'est saisir son potentiel de transformation des expériences sexuelles. En se mettant au diapason de ses sensibilités uniques, on peut déclencher des vagues de plaisir qui sont à la fois profondément satisfaisantes et intimement liées. Ce chapitre ouvre la voie à l'exploration du plein potentiel du point G, en ancrant notre voyage dans la clarté anatomique et les explorations empathiques.

Ce chapitre est consacré à l'anatomie du point G.

Localisation du point G

Le point G, caractéristique quelque peu énigmatique de l'anatomie humaine, a suscité fascination et curiosité au fil des ans. Se lancer dans la recherche du point G peut être une expérience à la fois éducative et agréable. Une compréhension approfondie, associée à une exploration alimentée par la curiosité et l'attention, peut transformer la vie intime des individus et des couples.

D'abord et avant tout, il est essentiel de comprendre que le point G n'est pas un organe distinct et isolé, mais plutôt un réseau de tissus interconnectés avec diverses régions sensibles. Situé sur la paroi antérieure du vagin, le point G se trouve généralement à environ 1 à 3 pouces à l'intérieur, entre l'ouverture du vagin et l'arrière de l'os pubien. Le premier indice est la présence d'une zone texturée, légèrement différente des tissus environnants, que l'on palpe délicatement. Cette zone peut devenir plus proéminente et plus sensible sous l'effet de l'excitation et de la stimulation.

Alors que les manuels d'anatomie peuvent représenter le corps humain en termes statiques, le point G est dynamique. Sa proéminence et son niveau de sensibilité peuvent fluctuer en fonction de facteurs tels que l'excitation, l'état émotionnel et les variations individuelles. Chez certains, le point G peut être plus visible ou plus sensible que chez d'autres. Il est important d'aborder cette exploration sans pression, en comprenant que l'expérience de chaque personne est unique.

La communication joue un rôle essentiel dans cette exploration. Les couples peuvent améliorer leur connexion en discutant de leurs désirs, de leurs limites et de leurs préférences avant de s'engager dans une exploration physique. Il est essentiel de créer un environnement confortable et consensuel. Pour les explorateurs solitaires, le fait d'être dans un état d'esprit détendu et de s'autoriser à être présent dans l'instant présent peut conduire à des découvertes plus satisfaisantes.

Lorsque vous commencez le voyage pour localiser le point G, assurez-vous que l'esprit et le corps sont suffisamment excités et détendus. Cet état d'excitation peut être obtenu par des préliminaires, en sollicitant les sens par le toucher, le son ou même l'aromathérapie.

Une fois qu'un sentiment de confort et d'anticipation est établi, commencez l'exploration physique.

Utilisez un doigt (ou plusieurs doigts) bien lubrifié(s) pour explorer doucement le canal vaginal. Suivez la courbe naturelle de la paroi frontale. De nombreuses personnes trouvent qu'un mouvement d'aller-retour utilisant un ou deux doigts recourbés vers le nombril est particulièrement efficace pour stimuler le point G. Ce mouvement permet non seulement de localiser le point G, mais aussi d'éviter que le point G ne s'enfonce dans le vagin. Ce mouvement permet non seulement de localiser la zone texturée, mais aussi d'augmenter l'excitation.

Certains trouveront peut-être bénéfique d'expérimenter différents angles et pressions. L'application d'une pression régulière et rythmée peut créer une accumulation de sensations. Une fois que vous avez repéré la zone qui vous semble distincte, continuez à l'explorer en variant les mouvements et les pressions pour comprendre ce qui est le plus agréable. Il convient de noter que le point G fait partie d'un réseau érogène plus large et que ses sensations sont liées aux stimuli clitoridiens et vaginaux. Les sensations déclenchées par la stimulation du point G peuvent aller d'un plaisir léger à des orgasmes intenses et complets. Toutefois, il est essentiel d'aborder cette question avec un esprit ouvert, sans s'attendre à des résultats immédiats ou à des types de plaisir spécifiques.

Au cours des premières étapes de l'exploration, certaines personnes peuvent ne pas trouver le point G immédiatement. C'est tout à fait normal. Le voyage pour comprendre et se connecter à son propre corps ou à celui de son partenaire est permanent. Les partenaires peuvent jouer un rôle important en observant les signaux non verbaux et en y réagissant. Les changements dans la respiration, les expressions vocales du plaisir et les mouvements subtils du corps peuvent indiquer où se concentrer et comment ajuster la stimulation. Cette expérience partagée peut approfondir le lien émotionnel et physique entre les partenaires.

Explorer le point G n'est pas seulement un acte ; c'est une danse d'intimité et de curiosité. Chaque toucher, chaque sensation, est un pas vers une compréhension plus profonde du plaisir corporel. Cette approche nuancée de l'exploration du point G peut redéfinir les expériences sexuelles personnelles et partagées, les faisant passer de la routine à la révélation.

On ne saurait trop insister sur l'autonomisation qui découle de la compréhension de son propre corps ou de celui de son partenaire. Savoir où se trouve le point G et comment il réagit peut apporter un sentiment de contrôle et de confiance dans les situations intimes. Cela encourage des conversations plus profondes sur les désirs et les limites, ce qui favorise une relation sexuelle saine et enrichissante. Les personnes de tous âges peuvent tirer profit de la compréhension du point G. Il n'est jamais trop tard pour approfondir la question. Il n'est jamais trop tard pour approfondir vos connaissances et améliorer vos expériences intimes. Le point G recèle un potentiel de plaisir et de connexion qui transcende l'âge.

En conclusion, localiser le point G ne consiste pas seulement à trouver un endroit physique. Il s'agit de s'engager dans le voyage de la découverte, de la compréhension et de la connexion. Que vous exploriez en solo ou avec un partenaire, abordez cette exploration avec une curiosité ouverte, de la patience et de la communication. Les récompenses ne sont pas seulement physiques, elles englobent l'intimité émotionnelle et la responsabilisation personnelle.

Structures et sensibilités

Comprendre les structures et les sensibilités du point G peut être une porte d'entrée pour découvrir des couches de plaisir. Le point G, ou point de GrÄ¤fenberg, est plus qu'une simple entité ; il s'agit d'un réseau étroitement lié à une variété de tissus et de nerfs. Pour comprendre cette complexité, il faut faire preuve d'une curiosité scientifique et d'une volonté d'explorer les expériences personnelles. Commençons par décortiquer l'anatomie.

Tout d'abord, le point G est situé sur la paroi antérieure du vagin, à quelques centimètres à l'intérieur. Cette zone est soutenue par un riche réseau de tissus sensibles. Il comprend des glandes périurétrales, des canaux et les couches profondes du réseau clitoridien, qui convergent tous pour former le fameux point. C'est ce mélange de structures anatomiques qui contribue à la nature parfois insaisissable de la stimulation du point G.

Les glandes périurétrales, souvent comparées à la prostate masculine, jouent un rôle central. Lorsqu'elles sont stimulées, ces glandes peuvent entraîner une excitation sexuelle accrue et même produire un liquide. C'est en partie pour cette raison que certaines personnes connaissent l'éjaculation féminine ou le "squirting", bien qu'il s'agisse d'un sujet qui suscite à la fois fascination et débat.

Tout aussi important est le réseau clitoridien, qui s'étend bien au-delà du bouton externe que la plupart des gens considèrent comme étant le clitoris. Le clitoris interne possède de nombreuses branches qui s'enroulent autour des parois vaginales et s'entrelacent avec les tissus qui forment le point G. La stimulation du point G peut donc indirectement stimuler les organes génitaux. Ainsi, la stimulation du point G peut impliquer indirectement le clitoris, amplifiant ainsi l'expérience globale.

Ce qui distingue cette zone est sa sensibilité. La peau et les tissus formant le point G sont densément garnis de terminaisons nerveuses. Ces terminaisons nerveuses le rendent sensible à différents types de toucher, qu'il s'agisse de caresses douces ou de stimuli plus vigoureux. L'excitation du point G suit un parcours qui va du picotement subtil au plaisir intense. Lorsque le flux sanguin augmente pendant l'excitation sexuelle, le point G gonfle, ce qui le rend plus visible et plus facile à localiser. C'est comme si le corps vous guidait vers des trésors cachés de bonheur.

La sensibilité de cette zone n'est en aucun cas uniforme. Elle est assez dynamique et réagit de manière variable en fonction de facteurs tels que les changements hormonaux, les niveaux d'excitation et même les états émotionnels. Pour certains, les pressions initiales peuvent être inconfortables, tandis que pour d'autres, elles peuvent être immédiatement agréables. Il est essentiel d'écouter les signaux du corps et de s'adapter en conséquence.

Il est intéressant de noter que la sensibilité du point G est également influencée par les muscles du plancher pelvien qui l'entourent. Ces muscles jouent un rôle dans la fonction sexuelle et leur tonus peut influer sur la façon dont la personne ressent la stimulation du point G. Le renforcement de ces muscles par des exercices tels que les Kegels peut parfois accroître les sensations.

Au delà des structures physiques, il existe une composante émotionnelle que l'on ne peut ignorer. L'état psychologique peut grandement influencer la façon dont le point G réagit au toucher. Le fait de se sentir détendu, connecté et en phase avec son partenaire, ou avec soi-même, peut considérablement améliorer l'expérience.

Alors que nous approfondissons ses complexités, il est essentiel de se rappeler que l'anatomie et les niveaux de sensibilité de chaque individu sont uniques. Ce qui fonctionne pour une personne peut ne pas fonctionner pour une autre, et c'est tout à fait normal. Pour vraiment exploiter le potentiel du point G, il est important de combiner les connaissances anatomiques et la communication. Qu'il s'agisse d'une exploration en solo ou partagée avec un partenaire, discuter de ses sentiments, de ses préférences et de ses limites peut contribuer à créer une expérience plus épanouissante. Des conversations ouvertes sur les désirs et les sensations favorisent la compréhension mutuelle et peuvent guider des approches meilleures et mieux adaptées.

Enveloppez tout cela dans un mélange de curiosité et de patience, et l'exploration du point G peut devenir un voyage profondément enrichissant. Cette connaissance constitue la base de techniques avancées et de pratiques conscientes qui visent à amplifier les expériences intimes, en construisant une approche plus confiante du plaisir sexuel.

En résumé, le point G est une symphonie de structures anatomiques et de sensibilités qui réagissent de manière dynamique à différents stimuli. En comprenant sa complexité et en acceptant les différences individuelles, le voyage vers la découverte et la jouissance du point G peut être une expérience enrichissante et profondément satisfaisante.

Chapitre 3:
Anatomie du point P

Le point P, ou prostate, est un organe souvent méconnu du plaisir masculin. Niché à quelques centimètres à l'intérieur du rectum, cet organe de la taille d'une noix est responsable de la production du liquide séminal et joue un rôle crucial dans l'excitation sexuelle et l'orgasme. Sa sensibilité unique peut ouvrir de nouvelles portes à l'extase pour ceux qui sont prêts à en explorer tout le potentiel. Il est essentiel de comprendre l'anatomie du point P: il englobe essentiellement la surface antérieure du rectum, directement sous la vessie, ce qui le rend accessible et très sensible à une stimulation douce. Lorsqu'il est excité, le point P peut provoquer des sensations profondément agréables, souvent décrites comme une pulsation de plaisir profonde et satisfaisante qui irradie dans tout le corps. Ce chapitre vise à vous guider dans les subtilités de la localisation et de la compréhension de cette partie intégrante de l'anatomie masculine, en vous offrant, à vous et à votre partenaire, la possibilité de vivre une intimité et une gratification accrues grâce à des techniques scientifiquement fondées.

Ce chapitre a pour but de vous aider à comprendre la nature du point P.

Découvrir le point P

Se lancer dans la découverte du point P peut être à la fois excitant et transformateur. Ancré au plus profond de l'anatomie masculine, le point P, plus connu sous le nom de prostate, recèle un potentiel de plaisir immense et même d'expériences émotionnelles profondes. Souvent mal compris ou négligé, comprendre comment localiser le point P est l'étape fondamentale pour libérer tout son potentiel de plaisir.

La première chose à reconnaître à propos du point P est son emplacement anatomique. La prostate est située juste en dessous de la vessie et devant le rectum. Cet organe de la taille d'une noix fait partie du système reproducteur masculin et est souvent décrit comme ayant une texture légèrement spongieuse. Il n'est pas visible de l'extérieur, c'est pourquoi l'exploration tactile est cruciale.

Pour trouver le point P, commencez par vous assurer que vous et votre partenaire êtes à l'aise et détendus. C'est essentiel, car la tension peut rendre le processus inconfortable. Le fait de masser doucement le périnée - la zone située entre le scrotum et l'anus - peut aider à détendre les muscles et à vous préparer à l'expérience. Cette zone est riche en terminaisons nerveuses et constitue un bon point de départ pour la stimulation.

Une fois détendu, l'étape suivante consiste à introduire dans le rectum un doigt lubrifié ou un masseur de prostate spécialement conçu à cet effet. On ne saurait trop insister sur la qualité de la lubrification, qui réduit les frottements et rend l'expérience plus agréable. Insérez lentement et délicatement le doigt ou le masseur d'environ 2 à 3 pouces dans le rectum, en l'incurvant vers l'avant du corps. Le point P est situé sur la paroi antérieure du rectum, à environ 1 à 2 pouces. Vous saurez que vous l'avez trouvé lorsque vous sentirez une zone légèrement surélevée et lisse, un peu plus ferme que les tissus environnants.

Les sensations initiales peuvent varier, allant d'un plaisir léger à un plaisir intense. Un mouvement léger et rythmé, semblable au geste "viens ici", peut aider à identifier le point sensible. Contrairement à d'autres formes de stimulation, le point P peut nécessiter un peu plus de patience au début, le temps qu'il s'adapte à ce nouveau type de toucher. Au fur et à mesure de l'exploration, communiquez ouvertement sur ce qui vous fait du bien, en ajustant la pression et le mouvement si nécessaire.

L'exploration sensorielle est très individuelle, ne vous découragez donc pas si le déclic n'est pas immédiat. Certaines personnes peuvent ressentir les premières sensations comme étranges ou même inconfortables, mais avec de la pratique et de la patience, elles peuvent évoluer vers des expériences profondément agréables. Contrairement à la stimulation du pénis, la gratification dérivée de la stimulation du point P peut être plus profonde, diffusant une chaleur dans toute la région pelvienne et conduisant parfois à des orgasmes de tout le corps.

Pour beaucoup, l'exploration du point P est également une voie vers une intimité émotionnelle plus grande. La vulnérabilité inhérente à ce type d'exploration peut favoriser la confiance et approfondir le lien entre les partenaires. Parlez ouvertement des limites et des niveaux de confort, en veillant à ce que les deux parties soient enthousiastes à l'égard de l'expérience.

Intégrer la stimulation du point P dans votre routine intime peut améliorer considérablement la satisfaction sexuelle. Des touchers variés et des mouvements changeants peuvent révéler différents types de plaisir. Évitez les gestes répétitifs ; essayez plutôt d'alterner entre des mouvements circulaires doux et une pression plus ferme pour voir comment les sensations évoluent.

Prêtez attention aux réactions de votre corps ou de celui de votre partenaire. Remarquez les contractions musculaires, les changements dans la respiration et les signaux verbaux ou physiques. Ces signes peuvent vous guider vers des techniques plus agréables.

Pratiquer la pleine conscience. Le fait d'être présent au moment présent peut amplifier les sensations et l'expérience globale.

En approfondissant la pratique, vous découvrirez peut-être que les orgasmes du point P entraînent un autre type de libération. Ces orgasmes peuvent être moins intenses mais plus prolongés que les orgasmes péniens, offrant une toute nouvelle dimension de plaisir. Pour ceux qui connaissent les deux types d'orgasmes, les combiner peut conduire à des rencontres incroyablement puissantes et épanouissantes.

En outre, les bienfaits pour la santé de la stimulation du point P contribuent à son attrait. Des massages réguliers de la prostate peuvent améliorer la circulation sanguine et réduire le risque de problèmes de prostate plus tard dans la vie. Cette fusion du plaisir et de la santé fait de la découverte du point P non seulement une exploration de la joie, mais aussi un investissement dans le bien-être à long terme.

Embrassez l'aventure de la découverte et de la stimulation du point P. Chaque corps est unique et ce qui fonctionne le mieux n'est pas toujours la même chose. Chaque corps est unique, et ce qui fonctionne à merveille pour une personne n'est pas forcément la norme pour une autre. La clé réside dans l'exploration, la patience et l'ouverture d'esprit. Acceptez le voyage avec curiosité et la volonté de découvrir de nouveaux domaines de plaisir et d'intimité.

N'oubliez pas que le point P n'est pas seulement une caractéristique anatomique ; c'est une passerelle vers des connexions plus profondes, une intimité émotionnelle et un plaisir physique accru. Que vous l'exploriez en solo ou avec un partenaire, la découverte du point P peut être l'un des aspects les plus gratifiants de votre expérience sexuelle. Laissez ce guide vous ouvrir la voie pour découvrir de nouvelles dimensions de plaisir et de connexion, en transcendant l'ordinaire pour atteindre des expériences vraiment extraordinaires.

Cette publication est disponible sur le site de la Commission européenne, à l'adresse suivante

Anatomie de la prostate masculine

La prostate masculine, souvent appelée point P, est une glande de la taille d'une noix située juste en dessous de la vessie et devant le rectum. Son rôle va au-delà de la simple fonction reproductrice ; elle fait partie intégrante du plaisir sexuel masculin en raison de sa richesse en nerfs. Penchons-nous sur cet aspect souvent méconnu et pourtant fascinant de l'anatomie masculine.

Tout d'abord, la prostate est composée d'un tissu glandulaire et d'un tissu musculaire. La partie glandulaire contribue à la production du liquide séminal, qui nourrit et transporte les spermatozoïdes lors de l'éjaculation. D'autre part, le tissu musculaire contribue à l'expulsion du sperme lors de l'orgasme. Ces deux fonctions soulignent le rôle crucial de la prostate dans la santé sexuelle et reproductive.

D'un point de vue pratique, on peut accéder à la prostate et la stimuler par la paroi antérieure du rectum. Cette position est idéale pour le massage direct, qui peut évoquer des sensations profondes et conduire à des orgasmes prostatiques. Il est essentiel de comprendre les techniques et l'approche appropriées pour explorer le point P en toute sécurité et avec plaisir, ce que nous développerons dans les chapitres suivants.

Notamment, la prostate est entourée d'un plexus de nerfs, communément appelé plexus nerveux prostatique. Ces nerfs sont responsables de sa grande sensibilité. Lorsqu'elle est stimulée efficacement, soit par une pression directe, soit par un mouvement rythmique, la prostate peut produire d'intenses vagues de plaisir, souvent décrites comme différentes des orgasmes péniens, mais tout aussi puissantes, sinon plus.

Cette sensibilité signifie également qu'une exploration douce et informée est nécessaire. La prostate peut être source d'inconfort si elle n'est pas abordée avec précaution. Une bonne règle de base est d'utiliser une bonne quantité de lubrifiant et d'y aller lentement, en prêtant attention aux signaux du corps. Il est également essentiel de communiquer ouvertement avec son partenaire pour assurer le confort et le plaisir mutuel.

La structure physique de la prostate est divisée en zones: la zone centrale, la zone périphérique, la zone de transition et le stroma fibro-musculaire antérieur. La zone périphérique est le plus souvent associée au cancer de la prostate, tandis que la zone de transition est généralement le siège d'une hypertrophie bénigne de la prostate (HBP). Pour le plaisir, on tend à stimuler l'ensemble de la glande plutôt que des zones spécifiques.

Il convient de mentionner que la santé de la prostate fait partie intégrante du bien-être général. Des affections telles que la prostatite, l'hypertrophie bénigne de la prostate et le cancer de la prostate peuvent affecter à la fois la fonction sexuelle et la qualité de vie. Des examens réguliers et une prise de conscience sont essentiels pour préserver la santé de la prostate, ce qui favorisera le plaisir sexuel. Nous aborderons les questions de sécurité et d'hygiène plus en détail au chapitre 17.

La prostate masculine n'est pas seulement une structure anatomique, c'est aussi une source de plaisir immense. Lorsqu'elle est abordée avec l'état d'esprit et les techniques appropriés, elle peut améliorer l'intimité et approfondir les liens entre les partenaires. Comprendre son anatomie est le premier pas vers l'exploitation de ces possibilités.

En plus de son rôle dans le plaisir sexuel, la prostate a également des fonctions importantes dans la santé urinaire. Elle entoure l'urètre, le tube par lequel l'urine sort du corps. Cela signifie que tout problème lié à la prostate, tel qu'une inflammation ou une hypertrophie, peut entraîner des symptômes urinaires. C'est une autre raison pour laquelle il est essentiel de maintenir la santé de la prostate.

Un aspect fascinant de la stimulation de la prostate est la possibilité d'obtenir des orgasmes multiples. Contrairement aux orgasmes péniens, qui ont souvent une période réfractaire (une phase de récupération où il est difficile de répéter l'excitation), les orgasmes prostatiques peuvent être obtenus de façon séquentielle. Cela ouvre de nouveaux horizons en matière d'expérience et de satisfaction sexuelles, et permet de prolonger les séances de plaisir.

La recherche de la compréhension et de l'acceptation du plaisir prostatique n'est pas réservée aux personnes engagées dans une relation. L'exploration en solo peut être un voyage de découverte de soi, menant à une meilleure santé sexuelle et à une meilleure compréhension de son propre corps. Les techniques de pratique en solo seront étudiées en détail au chapitre 11.

Tout au long de l'histoire, le plaisir prostatique masculin a été entouré d'idées fausses et de stigmates. Cependant, les éducateurs et les chercheurs contemporains en matière de sexualité font tomber ces barrières, ce qui conduit à une approche plus informée et plus libérée de la santé sexuelle masculine. En appréciant les nuances anatomiques et fonctionnelles de la prostate, les individus peuvent enrichir leurs expériences sexuelles et favoriser une connexion plus profonde avec leur corps.

En résumé, la prostate, avec son double rôle dans la reproduction et le plaisir, est une partie centrale de l'anatomie masculine. Sa sensibilité, lorsqu'elle est exploitée avec soin et connaissance, offre des plaisirs uniques et profonds. Comprendre sa structure et ses fonctions est essentiel pour ceux qui cherchent à explorer tout le spectre de leur potentiel sexuel, seul ou avec une partenaire. Au fil des pages de ce livre, nous approfondirons les techniques et les pratiques qui permettent de maximiser la stimulation de la prostate, garantissant ainsi une exploration sûre et satisfaisante du point P.

publication.

Chapitre 4:
Recherche scientifique sur le point G

A travers des décennies de recherche, le point G est passé d'un mythe chuchoté à un point focal intriguant pour les scientifiques et les experts en santé sexuelle. Ce groupe de tissus sensibles, popularisé pour la première fois par le Dr Ernst Gräfenberg, a depuis fait l'objet de nombreuses études visant à comprendre sa signification anatomique et fonctionnelle. Des techniques d'imagerie avancées ont permis aux chercheurs de cartographier l'emplacement précis du point G et sa connectivité au sein du réseau plus large de la réponse sexuelle. Contrairement aux débats antérieurs qui mettaient en doute son existence, la plupart des études contemporaines confirment que le point G, bien que sa sensibilité varie d'un individu à l'autre, est une source légitime de plaisir sexuel. En démystifiant les mythes et en fondant leurs conclusions sur des preuves empiriques, les scientifiques visent à transformer la façon dont nous percevons et accueillons la stimulation du point G, en favorisant une approche plus informée et libérée du bien-être sexuel.

Études et résultats

La curiosité scientifique à l'égard du point G remonte à plusieurs décennies, motivée par le désir de comprendre les subtilités du plaisir sexuel féminin. L'une des premières études modernes, menée dans les années 1980 par le Dr Ernst Gräfenberg, qui a donné son nom au point G, a marqué un tournant dans notre compréhension de cette zone insaisissable. Bien qu'initialement accueillis avec scepticisme, les travaux de GrÄ¤fenberg ont jeté les bases d'études plus ciblées sur l'anatomie et la réponse sexuelles féminines.

Depuis lors, de nombreuses études ont tenté de confirmer et de délimiter l'existence et les caractéristiques du point G. Certains efforts de recherche ont fait appel à des études anatomiques pour déterminer les caractéristiques du point G. Certains travaux de recherche se sont appuyés sur des études anatomiques, tandis que d'autres ont utilisé des données autodéclarées par des individus afin d'acquérir une compréhension plus large. Une étude publiée dans le "Journal of Sexual Medicine" a utilisé la technologie des ultrasons pour explorer les différences anatomiques dans les régions pelviennes des femmes. Les chercheurs ont identifié un groupe de tissus le long de la paroi vaginale qui présentait une sensibilité accrue et qui, pour certaines participantes, était associé à un plaisir intense lorsqu'il était stimulé. Cette région, souvent décrite en relation avec l'éponge urétrale, semble servir de point focal pour des sensations que beaucoup pourraient décrire comme provenant du point G.

Une autre étude essentielle, dirigée par le Dr Beverly Whipple et ses collègues, a développé les résultats de GrÄ¤fenberg en introduisant une approche plus qualitative. Ils ont recueilli les expériences de femmes qui avaient identifié leur propre point G et ont documenté leurs réactions à diverses techniques de stimulation. Ces travaux ont mis en évidence la variabilité des expériences individuelles et suggéré que la réponse orgasmique à la stimulation du point G est très personnelle et peut être influencée par de nombreux facteurs, y compris les états émotionnels et psychologiques.

L'imagerie par résonance magnétique fonctionnelle (IRMf) a également été utilisée dans des études plus récentes pour observer l'activité cérébrale en réponse à la stimulation du point G. En capturant des images cérébrales en temps réel, les chercheurs ont découvert que l'activité cérébrale était plus importante que celle de la stimulation du point G. En capturant des images cérébrales en temps réel, les chercheurs ont pu localiser les zones du cerveau qui s'illuminent pendant l'excitation sexuelle et l'orgasme. Ces études confirment que le point G n'est pas une simple curiosité anatomique, mais qu'il est profondément lié aux systèmes de plaisir et de récompense du cerveau.

En termes de réponses biochimiques, les études révèlent que la stimulation du point G entraîne souvent une libération notable d'ocytocine, une hormone communément associée aux liens affectifs et à l'intimité. Cette poussée hormonale peut contribuer à l'intensité globale de l'expérience orgasmique et illustre l'interconnexion des aspects physiques et émotionnels du plaisir sexuel.

Toutefois, les études ne sont pas parvenues aux mêmes conclusions. Certaines recherches ont remis en question l'existence même d'un "point G" distinct, arguant que les sensations rapportées pouvaient être attribuées à d'autres structures anatomiques telles que le réseau clitoridien. Le clitoris, avec sa structure interne étendue, peut chevaucher et interagir avec d'autres zones sensibles, y compris ce que l'on appelle traditionnellement le point G.

Cet ensemble de résultats a conduit certains chercheurs à suggérer un recadrage de notre compréhension. Plutôt que de considérer le point G comme une entité unique et facilement identifiable, il serait plus juste de le considérer comme faisant partie d'un "complexe clitoridien et vaginal" plus large. Cette perspective permet d'appréhender l'interaction complexe des différentes structures du bassin féminin, chacune contribuant aux sensations et au plaisir que les individus peuvent éprouver.

Il est intéressant de noter que la quête de compréhension du point G a également impliqué des études interculturelles. Les recherches comparant les concepts de plaisir sexuel féminin dans différentes sociétés ont révélé des variations intrigantes. Dans certaines cultures, les descriptions des zones de plaisir s'alignent étroitement sur le concept du point G, tandis que dans d'autres, cette zone est soit moins mise en valeur, soit considérée sous un angle totalement différent, ce qui reflète les diverses influences socioculturelles sur l'éducation et la perception sexuelles.

Compte tenu de ces nuances, une méta-analyse de la littérature existante sur le point G met en évidence le thème récurrent de la variabilité individuelle. Les résultats affirment collectivement que si le point G n'est peut-être pas ressenti de la même manière par toutes les femmes, il joue certainement un rôle important dans le plaisir sexuel de beaucoup d'entre elles. Cela renforce l'importance d'approches personnalisées et d'une communication ouverte entre les partenaires lors de l'exploration de la stimulation du point G.

Les données des enquêtes et des groupes de discussion illustrent également la diversité des expériences. Certaines femmes décrivent les orgasmes du point G comme plus intenses et plus profonds sur le plan émotionnel que les orgasmes clitoridiens, tandis que d'autres ne signalent aucune différence distincte. Cette variabilité souligne la nature subjective du plaisir sexuel et l'importance de l'exploration mutuelle et du consentement dans les relations intimes.

Le dialogue académique sur ce sujet a suscité une conversation plus large sur l'importance de la santé sexuelle des femmes et de leur autonomisation. Les études plaident systématiquement en faveur d'une éducation sexuelle plus complète comprenant des informations détaillées sur le point G et d'autres zones érogènes. Cette approche éducative peut permettre aux individus de mieux comprendre leur propre corps et de communiquer plus efficacement avec leurs partenaires, améliorant ainsi leur bien-être sexuel.

Malgré l'ampleur des études menées, il reste encore beaucoup à découvrir. Les recherches en cours permettent d'affiner sans cesse notre compréhension, notamment grâce aux progrès technologiques et méthodologiques. Les scientifiques et les sexologues continuent de repousser les limites, explorant de nouvelles dimensions du point G et son rôle dans la santé sexuelle globale. Ces efforts ne sont pas simplement académiques ; ils ont des implications concrètes pour l'amélioration de la vie intime des individus et des couples.

En conclusion, l'exploration scientifique du point G a fourni des informations précieuses sur les complexités du plaisir sexuel féminin. Même s'il n'est pas exempt de controverses ou de débats, l'ensemble des recherches souligne l'importance de ce point pour de nombreuses femmes. À mesure que les outils scientifiques deviennent plus sophistiqués et que les attitudes sociétales à l'égard de la sexualité féminine deviennent plus ouvertes et inclusives, nous pouvons espérer une compréhension et une appréciation encore plus approfondies de cet aspect remarquable de l'anatomie humaine.

En fin de compte, la quête pour comprendre le point G est un témoignage du voyage plus large de l'homme vers une intimité et une connexion plus profondes. En restant informés et ouverts aux nouvelles découvertes, nous pouvons continuer à favoriser des relations sexuelles plus saines et plus épanouissantes, en célébrant la beauté complexe de la sexualité humaine sous toutes ses formes.

Déboulonner les mythes

Quand il s'agit du point G, il y a plus d'un mythe qui circule et qui peut facilement induire en erreur et désinformer. L'un des mythes les plus tenaces concerne l'existence même du point G. Certains prétendent qu'il s'agit d'un simple objet. Certains prétendent qu'il s'agit d'un fruit de l'imagination, d'une zone mythique créée pour amplifier la mystique sexuelle. Cependant, la recherche scientifique suggère le contraire. Bien que le point G ne soit pas une entité anatomique distincte, il s'agit d'une zone sensible qui peut procurer un plaisir immense lorsqu'elle est stimulée correctement, souvent en relation avec l'éponge urétrale et d'autres structures adjacentes.

Un autre mythe à démystifier est que le point G garantit l'orgasme. Cela n'est pas vrai pour tout le monde. De même que certaines femmes ne connaissent pas l'orgasme par la seule stimulation clitoridienne, il en va de même pour la stimulation du point G. Le corps humain est merveilleusement complexe. Le corps humain est merveilleusement complexe et le plaisir sexuel peut varier considérablement d'une personne à l'autre. Il est essentiel de comprendre qu'il n'y a pas de "taille unique" dans ce domaine. Il est essentiel d'être à l'écoute de son propre corps, d'expérimenter différentes techniques et de communiquer avec son partenaire.

Le mythe selon lequel les orgasmes du point G sont plus intenses que les orgasmes clitoridiens a également pris de l'ampleur au fil des ans. Les mesures objectives de l'intensité de l'orgasme sont au mieux subjectives. Certaines femmes déclarent que les orgasmes du point G sont plus profonds ou plus satisfaisants, tandis que d'autres trouvent les orgasmes clitoridiens tout aussi puissants, voire plus. L'expérience de chaque femme est unique. Ce qu'il faut retenir, c'est que différents types de stimulation peuvent conduire à différents types d'expériences agréables, aucune n'étant intrinsèquement supérieure à une autre.

Un mythe particulièrement préjudiciable est que celles qui n'éprouvent pas de plaisir au niveau du point G sont en quelque sorte "absentes" ou "incomplètes". Cela ne pourrait pas être plus éloigné de la vérité. La recherche du plaisir sexuel devrait consister à découvrir ce qui est bon pour vous ou votre partenaire, et non à cocher une liste de prétendues étapes. En se concentrant trop sur le point G, on peut se priver de découvrir d'autres zones érogènes tout aussi satisfaisantes.

Un autre mythe omniprésent concerne la difficulté supposée de localiser le point G. Il est vrai qu'il faut parfois un peu de temps et de patience pour le trouver. Bien qu'il faille du temps et de la patience pour le trouver et le stimuler, il ne s'agit en aucun cas d'une tâche impossible. Armés de connaissances correctes et d'une volonté d'exploration, nombreux sont ceux qui ont réussi à découvrir cette zone sensible. Il existe des variations anatomiques, ce qui rend l'expérience de chacun différente. Des techniques simples, comme l'utilisation d'un doigt recourbé ou de jouets sexuels spécifiques conçus pour la stimulation du point G, peuvent rendre la recherche moins décourageante.

Le mythe qui confond l'incontinence urinaire et le squirting (ou éjaculation féminine) mérite également d'être clarifié. Il ne s'agit pas de la même chose. Le squirting implique l'expulsion de liquide des glandes para-urétrales, dont certains scientifiques pensent qu'elles sont analogues à la prostate masculine. Ce processus naturel diffère totalement de l'incontinence urinaire, et le fait de le comprendre peut atténuer la stigmatisation et la gêne inutiles.

En outre, il existe une idée fausse selon laquelle la stimulation du point G doit être douloureuse ou inconfortable. Si c'est le cas, c'est que vous vous y prenez mal ou que votre corps n'est pas suffisamment excité pour ce type de toucher. La zone doit être approchée en douceur et l'excitation doit être suffisante pour assurer le confort. La communication avec votre partenaire est essentielle pendant ce processus. Expérimenter différentes pressions et différents angles peut conduire à des expériences plus agréables sans inconfort.

Plusieurs personnes pensent également que seules les femmes ayant une certaine anatomie peuvent ressentir le plaisir du point G. C'est faux. C'est faux. La variabilité de la sensibilité et du plaisir n'est pas liée à une structure anatomique de taille unique. Cette façon de penser exclut un large éventail d'expériences et renforce des limitations inutiles. Le fait qu'une personne apprécie ou non la stimulation du point G peut être influencé par de nombreux facteurs autres que l'anatomie, tels que l'état émotionnel, le niveau d'excitation et les expériences sexuelles antérieures.

Il existe également un mythe selon lequel la stimulation du point G est réservée aux jeunes femmes sexuellement actives. Le plaisir sexuel n'a pas de limite d'âge et la capacité à expérimenter la stimulation du point G diminue avec l'âge. En effet, de nombreuses femmes plus âgées trouvent qu'elles sont plus à l'aise et plus en phase avec leur corps en vieillissant, ce qui leur permet d'explorer et d'apprécier la stimulation du point G d'une manière qu'elles n'auraient peut-être pas pu le faire lorsqu'elles étaient plus jeunes.

Malheureusement, certains mythes peuvent amener les gens à penser que la stimulation du point G nécessite des gadgets coûteux ou des outils spécialisés. Si les jouets sexuels conçus pour la stimulation du point G peuvent améliorer l'expérience, ils ne sont en aucun cas nécessaires. Des techniques simples utilisant les doigts peuvent fournir une stimulation suffisante. Les jouets sont une option, pas une nécessité, pour ceux qui souhaitent ajouter de la variété.

Enfin, il y a le mythe selon lequel le point G n'est qu'un outil permettant d'obtenir des orgasmes spectaculaires dans le cadre de relations hétérosexuelles, ce qui met souvent de côté les expériences des personnes LGBTQ+. Or, le plaisir sexuel ne connaît pas d'orientation. Comprendre et explorer le point G peut être tout aussi enrichissant pour les femmes lesbiennes, bisexuelles et queer que pour leurs homologues hétérosexuelles. Les principes qui rendent la stimulation du point G agréable sont universels et transcendent l'orientation sexuelle.

Déboulonner ces mythes est essentiel pour favoriser une compréhension saine et informée du plaisir sexuel. Se libérer de ces idées fausses permet aux individus et aux couples d'aborder l'intimité avec un sentiment de curiosité plutôt que de peur ou de frustration. En dissipant ces légendes et en se concentrant sur ce que la recherche scientifique authentique nous apprend, nous ouvrons la voie à des expériences sexuelles plus satisfaisantes et plus autonomes. N'oubliez pas que la découverte du point G et de toutes ses potentialités est une démarche profondément personnelle. Il faut donc l'entreprendre avec ouverture d'esprit et enthousiasme.

Chapitre 5:
Recherche scientifique sur le point P

L'exploration scientifique du point P, ou prostate, s'est intensifiée ces dernières années, mettant en lumière un aspect souvent négligé du plaisir masculin. Des études ont révélé que la stimulation du point P peut entraîner des orgasmes intenses et une profonde satisfaction sexuelle, à l'instar du point G chez la femme. Les principales découvertes soulignent son rôle dans l'amélioration des expériences sexuelles, ainsi que dans la promotion de la santé globale de la prostate. Ce chapitre se penche sur les recherches fondamentales qui ont permis de démystifier le point P, de dissiper les idées fausses et d'offrir un point de vue scientifique. Grâce aux progrès modernes, les scientifiques et les sexologues ont mis en évidence les subtilités anatomiques du point P, démontrant son potentiel non seulement pour le plaisir, mais aussi pour les relations intimes. L'adoption de ces connaissances peut permettre aux individus et aux couples d'explorer de nouvelles dimensions de leur répertoire sexuel et de vivre des expériences plus riches et plus épanouissantes.

Découvertes scientifiques clés

La recherche scientifique sur le point P, également connu sous le nom de prostate, a connu un essor considérable au cours des dernières décennies. L'une des découvertes les plus intéressantes concerne son rôle dans le plaisir sexuel masculin. Bien qu'auparavant sous-estimée, l'importance de la prostate a été reconnue, transformant la façon dont nous comprenons la sexualité masculine. Les premières études ont dressé une carte détaillée de l'anatomie du point P, révélant sa proximité avec la paroi rectale et sa sensibilité à la stimulation.

L'une des études révolutionnaires menées par le Dr Beverly Whipple dans les années 1980 a mis en lumière la capacité du point P à provoquer l'orgasme. Cette recherche a montré que lorsque la prostate est stimulée correctement, elle peut provoquer des orgasmes intenses, parfois décrits comme plus complets que les orgasmes provoqués par le pénis. Cette compréhension élargie a validé les expériences d'innombrables hommes et ouvert la voie à des discussions plus inclusives sur la santé sexuelle masculine.

Des études plus récentes ont examiné les processus biochimiques déclenchés par la stimulation du point P. Les chercheurs ont découvert que la stimulation de la prostate peut provoquer des orgasmes intenses. Les chercheurs ont découvert que la stimulation de la prostate peut entraîner une augmentation de la production d'ocytocine et de dopamine. Ces hormones sont associées non seulement au plaisir, mais aussi à l'attachement et à l'intimité émotionnelle. Vu sous cet angle, le point P n'est pas seulement une source de satisfaction physique, mais peut être une porte d'entrée vers des relations émotionnelles plus profondes. Certaines études suggèrent qu'un massage régulier de la prostate peut réduire les symptômes de l'hyperplasie bénigne de la prostate (HBP) et de la prostatite. Il est donc d'autant plus important de comprendre et d'explorer le point P qu'il allie plaisir et bienfaits potentiels pour la santé, ce qui en fait un sujet d'intérêt considérable pour les professionnels de la santé également.

Le développement de nouveaux outils et appareils a également favorisé les découvertes scientifiques. Des innovations telles que les masseurs de prostate et les jouets spécialisés ont permis aux chercheurs d'explorer diverses méthodes de stimulation et leurs effets sur le corps. Ces progrès ont facilité l'exploration personnelle et le jeu avec le partenaire, ce qui a permis d'obtenir des informations précieuses sur l'optimisation de la technique et du confort.

En outre, la diversité de l'expérience sexuelle masculine a été au centre des recherches récentes. Les études soulignent que tous les hommes ne ressentent pas le plaisir du point P de la même manière. Des facteurs tels que l'anatomie et la préparation psychologique peuvent influencer l'expérience de manière significative. En conséquence, les approches personnalisées de l'exploration du point P ont été encouragées, favorisant une compréhension plus inclusive et plus complète de la sexualité masculine.

La recherche s'est également attaquée aux barrières psychologiques et aux stigmates sociétaux entourant la stimulation du point P. L'idée que l'exploration de la prostate est reléguée au second plan n'a pas encore fait son chemin. L'idée que l'exploration de la prostate est reléguée au seul domaine de la nécessité médicale ou d'une pratique sexuelle de niche est de plus en plus battue en brèche. En présentant l'exploration de la prostate comme un élément naturel et sain de la sexualité masculine, davantage d'hommes se sentent autorisés à explorer cette zone sans craindre d'être jugés ou de douter d'eux-mêmes.

Les essais cliniques et les rapports anecdotiques ont ajouté des couches de crédibilité au discours scientifique. Par exemple, des études faisant appel à l'IRM ont montré les réactions neurologiques déclenchées par la stimulation de la prostate, confirmant ainsi les avantages physiques et psychologiques attribués au jeu avec le point P.

L'intégration de la recherche sur le point P dans les programmes d'éducation sexuelle plus généraux a également constitué une étape scientifique cruciale. L'enseignement du point P dans un contexte normalisé contribue à lever les tabous et encourage une exploration éclairée. Cette intégration garantit que les générations futures grandiront avec une compréhension plus holistique de leur corps et de leurs points de plaisir potentiels.

Important, le rôle de l'éducation et du dialogue ouvert ne peut pas être sous-estimé. Les médecins, les éducateurs sexuels et les thérapeutes ont tous joué un rôle dans la diffusion des informations tirées des études scientifiques. Les ateliers, les webinaires et la littérature sur la stimulation du point P sont devenus plus largement accessibles, favorisant une culture de la curiosité et de l'apprentissage.

Un puissant domaine de recherche en cours concerne les utilisations thérapeutiques potentielles de la stimulation du point P. Certaines études portent sur la façon dont le massage de la prostate peut être utilisé pour améliorer la qualité de vie des femmes. Certaines études examinent comment le massage de la prostate peut influer sur les troubles de l'humeur et le niveau de stress. En déclenchant la libération d'hormones de bien-être, la stimulation de la prostate pourrait offrir une approche complémentaire aux traitements de la santé mentale.

En résumé, les principales découvertes scientifiques concernant le point P ont révolutionné notre compréhension du plaisir et de la santé chez l'homme. Ces avancées soulignent que le point P n'est pas une simple curiosité anatomique, mais un élément à multiples facettes de la sexualité masculine, avec des implications considérables pour le plaisir, l'intimité et le bien-être général. Ces connaissances permettent aux hommes d'embrasser un plus large éventail d'expériences sexuelles, encourageant une approche plus satisfaisante et mieux informée de l'intimité.

Images courantes

La recherche scientifique sur le point P, également appelé prostate, est un domaine qui continue d'évoluer, mais de nombreuses idées fausses persistent. L'un des mythes les plus répandus est que la stimulation du point P est réservée aux hommes homosexuels. Cela ne pourrait pas être plus éloigné de la vérité. La prostate est une caractéristique anatomique de la biologie masculine, quelle que soit l'orientation sexuelle. C'est une source de plaisir qui peut être explorée et appréciée par toute personne ayant une prostate, y compris les hommes hétérosexuels.

Cette idée fausse empêche de nombreuses personnes d'explorer ce qui pourrait être une partie profondément enrichissante de leur vie sexuelle. La stigmatisation sociale qui entoure la stimulation du point P découle souvent de conceptions dépassées de la masculinité et de la sexualité. Ces croyances sont perpétuées par un manque d'éducation et de dialogue ouvert sur la santé sexuelle masculine. Le fait est que la compréhension et la stimulation du point P peuvent ouvrir de nouvelles voies de plaisir et d'intimité pour de nombreux hommes et leurs partenaires.

Une autre idée fausse répandue est que la stimulation du point P est intrinsèquement douloureuse ou inconfortable. Cette crainte peut constituer un obstacle important à l'exploration. S'il est vrai que la prostate est une structure interne à laquelle on accède par le rectum, l'inconfort dépend en grande partie de la technique et de la relaxation. L'utilisation d'une lubrification adéquate, la communication avec le partenaire et la lenteur peuvent rendre l'expérience non seulement confortable, mais aussi très agréable.

Il est essentiel de noter que l'inconfort souvent associé au jeu avec la prostate provient d'une préparation inadéquate ou de l'utilisation de techniques inappropriées. Par exemple, l'utilisation d'objets qui ne sont pas conçus pour la stimulation de la prostate ou le fait de ne pas détendre les muscles de la région peuvent conduire à une expérience désagréable. En revanche, lorsque les approches sont informées et réfléchies, les résultats peuvent être remarquablement satisfaisants.

Une autre idée fausse consiste à croire que tous les hommes éprouveront le même niveau de plaisir lors de la stimulation du point P. Les corps humains sont uniques et ce qui fonctionne le mieux est de savoir ce qui est le plus efficace. Le corps humain est unique et ce qui fonctionne à merveille pour une personne peut ne pas être aussi efficace pour une autre. Certains hommes peuvent trouver la sensation agréable et accablante, tandis que d'autres peuvent être plus neutres à ce sujet. Il est important d'aborder l'exploration du point P avec un esprit ouvert et des attentes réalistes.

L'exploration du point P doit être considérée comme un voyage plutôt que comme une destination. L'éjaculation obtenue par la stimulation du point P n'est pas la seule mesure du succès. Pour beaucoup, le processus d'exploration peut être aussi gratifiant que le résultat final. L'objectif devrait être de comprendre son propre corps et de découvrir ce qui lui apporte joie et satisfaction.

Un autre mythe très répandu est que la stimulation fréquente du point P peut entraîner des problèmes de prostate ou augmenter le risque de cancer de la prostate. Les preuves scientifiques actuelles ne confirment pas cette affirmation. En fait, certaines études suggèrent que l'éjaculation régulière, que ce soit par la stimulation de la prostate ou par d'autres moyens, peut en fait réduire le risque de cancer de la prostate. L'essentiel est de pratiquer ces activités en toute sécurité et de manière hygiénique pour rester en bonne santé.

En outre, certaines personnes pensent qu'il est facile d'atteindre l'orgasme prostatique. Si certains peuvent ressentir un plaisir immédiat et intense, pour d'autres, il faut souvent du temps et de l'entraînement. La patience et la persévérance sont essentielles. Comme toute compétence, apprendre à stimuler efficacement le point P peut nécessiter quelques essais et erreurs.

Une autre idée fausse très répandue concerne l'utilisation de jouets pour la stimulation du point P. Certaines personnes pensent que ces jouets ne sont pas sûrs et qu'ils ne sont pas efficaces. Certaines personnes pensent que ces jouets ne sont pas sûrs ou que leur utilisation est un signe négatif de leur sexualité. En réalité, les jouets conçus pour la stimulation de la prostate peuvent améliorer l'expérience en fournissant la pression et les angles précis nécessaires pour stimuler le point P de manière efficace. Il est essentiel de choisir des matériaux de haute qualité et sans danger pour le corps afin de garantir à la fois le plaisir et la sécurité.

En outre, certains pensent que la stimulation du point P peut interférer avec la fonction urinaire. Bien que la prostate fasse partie du système urinaire masculin, une stimulation douce et correcte ne devrait pas affecter la miction. En fait, certains hommes signalent une amélioration de leur santé urinaire grâce à des massages réguliers de la prostate, car ceux-ci peuvent contribuer à réduire la tension et à améliorer la circulation sanguine dans la région.

Malgré ces idées fausses, la communauté scientifique continue de découvrir les complexités et le potentiel du point P. La recherche démontre que la stimulation du point P peut entraîner un plaisir intense, aboutissant parfois à ce que l'on appelle un "orgasme prostatique". Ce type d'orgasme peut être très différent des orgasmes induits par le pénis, étant souvent plus intense et impliquant des sensations différentes.

En résumé, les idées fausses entourant la stimulation du point P sont nombreuses et variées, souvent profondément enracinées dans les stigmates sociaux et la désinformation. En nous éduquant et en adoptant un dialogue ouvert, nous pouvons remettre en question ces mythes et ouvrir de nouveaux horizons de plaisir et d'intimité. Se libérer de ces idées fausses permet aux individus et aux couples d'explorer leur sexualité plus pleinement et avec plus de confiance.

Chapitre 6:
Techniques de stimulation du point G

Se lancer dans la stimulation du point G peut être une expérience exaltante et profondément enrichissante pour ceux qui cherchent à explorer cet aspect nuancé du plaisir sexuel. Pour stimuler efficacement le point G, il convient de combiner diverses techniques manuelles, telles que des pressions ciblées et des mouvements rythmiques, avec l'utilisation de jouets spécialement conçus pour accroître la sensibilité et procurer d'intenses sensations d'extase. L'ambiance émotionnelle et la connexion mutuelle jouent un rôle essentiel. L'expérimentation et la communication ouverte sont essentielles ; chaque personne est unique et la découverte de ce qui vous procure le plus de plaisir, à vous ou à votre partenaire, peut révéler de nouvelles dimensions de l'intimité et renforcer votre lien. Que vous voyagiez seul ou avec un partenaire, aborder cette exploration avec curiosité et positivité peut conduire à des expériences sexuelles transformatrices. N'oubliez pas que l'objectif n'est pas seulement l'orgasme, mais le voyage du plaisir et de la connexion.

techniques manuelles pour le point G

Explorer la stimulation du point G à l'aide de techniques manuelles peut ouvrir un monde de plaisir profond. Elle permet une connexion et une communication intimes entre partenaires, ou une compréhension plus profonde de son propre corps dans le cadre d'un jeu en solo. L'attrait de la stimulation manuelle réside dans sa polyvalence et dans la possibilité d'affiner le toucher, la pression et le rythme en fonction des réactions immédiates. Que vous cherchiez à améliorer votre relation intime ou à explorer en solo, les techniques manuelles servent de base pour découvrir le plein potentiel du point G.

Pour localiser le point G, la patience et l'exploration sont essentielles. La méthode la plus courante consiste à demander au partenaire qui reçoit de s'allonger sur le dos, les genoux pliés ou les jambes écartées. Le partenaire qui donne peut alors insérer un ou deux doigts lubrifiés dans le vagin, en les recourbant vers le nombril pour trouver une zone légèrement plus rugueuse et striée sur la paroi vaginale avant. Cette zone, souvent appelée point G, peut être ressentie différemment des tissus environnants.

Une autre approche consiste à expérimenter différentes positions. Le fait de placer le partenaire en position agenouillée, avec le haut du corps abaissé sur le lit, peut offrir un angle différent pour accéder au point G. Cette variation peut parfois faciliter l'accès à la zone du point G. Cette variation peut parfois permettre aux deux partenaires de s'engager plus facilement dans cette expérience intime, sans effort ni gêne. La communication tout au long du processus est essentielle car elle permet d'améliorer l'expérience en ajustant les mouvements et la pression à ce qui est le plus agréable.

Une fois localisé, le point G peut être stimulé en utilisant une pression directe ou des mouvements rythmiques. Commencez en douceur, en effectuant un mouvement d'aller-retour avec les doigts et en appliquant une pression régulière. Au fil du temps, augmentez progressivement l'intensité et la vitesse en fonction des réactions de votre partenaire. La sensibilité du point G peut varier, et cette approche nuancée permet de donner la priorité au confort et au plaisir.

Les techniques manuelles bénéficient aussi grandement de l'utilisation de lubrifiants. Une meilleure lubrification réduit les frottements et augmente le confort, ce qui permet de prolonger les séances et de les rendre plus agréables. Les lubrifiants à base d'eau sont souvent recommandés car ils sont compatibles avec les jouets en silicone et les préservatifs si ceux-ci sont ensuite incorporés à la séance. Gardez toujours une bonne quantité de lubrifiant à portée de main pour que les mouvements restent fluides et agréables.

En outre, l'incorporation d'autres formes de toucher et de stimulation peut amplifier l'expérience globale. De légères caresses sur l'intérieur des cuisses, la stimulation du clitoris ou le massage doux d'autres zones érogènes peuvent accroître l'excitation et intensifier les sensations du point G. Cette approche holistique considère le corps comme un système interconnecté de points de plaisir, ce qui enrichit l'expérience et approfondit la connexion émotionnelle entre les partenaires.

La communication reste la pierre angulaire d'une stimulation efficace du point G. Un dialogue ouvert sur les préférences, les limites et les besoins de chacun est essentiel. Un dialogue ouvert sur les préférences, les limites et les sensations permet aux deux partenaires de se sentir à l'aise et connectés tout au long de l'expérience. L'utilisation de commentaires verbaux et d'indices non verbaux tels que les gémissements ou les changements de respiration peut aider à orienter la stimulation vers ce qui est le plus agréable et le plus satisfaisant.

Notamment, le point G peut susciter un large éventail de réactions. Celles-ci peuvent aller d'un plaisir intense à une libération émotionnelle. Certains peuvent ressentir un orgasme profond et satisfaisant, tandis que d'autres peuvent ressentir une augmentation de la pression ou même une envie d'uriner en raison de la proximité de la vessie. Reconnaître et valider ces réactions comme des éléments naturels du voyage permet de normaliser l'expérience et d'encourager une exploration sans pression du plaisir.

Si vous explorez en solo, les mêmes techniques s'appliquent. Utilisez un ou deux doigts, faites un mouvement d'approche et variez la pression et le rythme en fonction de ce qui vous convient le mieux. Pratiquer seul permet de construire une base solide de connaissance de soi, que l'on peut ensuite partager avec un partenaire. Cette connaissance de soi favorise la confiance en soi et facilite la communication nécessaire au jeu à deux.

Certaines personnes aiment alterner entre une pression constante et des tapotements rythmiques sur le point G. Chaque technique offre une sensation unique - une pression constante et des tapotements rythmiques. Chaque technique offre une sensation unique - une pression constante peut évoquer une lente montée du plaisir, tandis que le tapotement rythmique peut procurer des bouffées rapides de sensations intenses. Le mélange de ces techniques au cours d'une séance permet de maintenir l'expérience dynamique et de répondre à l'évolution des niveaux d'excitation.

L'intégration des exercices de Kegel pendant la stimulation du point G peut encore améliorer les sensations. Les exercices de Kegel, qui impliquent la contraction et la relaxation des muscles du plancher pelvien, peuvent augmenter la pression interne autour du point G et amplifier le plaisir. La pratique régulière des exercices de Kegel accroît non seulement le plaisir sexuel, mais favorise également la santé pelvienne à long terme.

Si les techniques manuelles de stimulation du point G peuvent constituer à elles seules une méthode puissante, elles s'intègrent également à merveille à d'autres formes d'activité sexuelle. Par exemple, la combinaison de la stimulation du point G avec la stimulation orale ou les rapports sexuels peut créer des sensations multiples qui conduisent à des orgasmes mixtes profondément satisfaisants. L'ajustement des positions pendant les rapports sexuels pour s'aligner sur la stimulation du point G, comme la position missionnaire modifiée ou la position de la cow-girl, peut mélanger de manière transparente les plaisirs manuels et de pénétration.

Enfin, il est important d'aborder l'exploration du point G avec une attitude de curiosité et de patience. La réaction de chaque individu à la stimulation du point G est unique, et ce qui fonctionne pour une personne peut ne pas fonctionner pour une autre. Laissez-vous guider par la découverte de ce qui vous convient, à vous ou à votre partenaire, sans chercher à obtenir un résultat spécifique. Cette ouverture enrichit l'expérience et favorise un environnement de connexion aimante et exploratoire.

Utilisation de jouets pour le plaisir du point G

Le domaine du plaisir du point G peut être considérablement élargi grâce à l'utilisation de jouets spécialement conçus. Si les techniques manuelles apportent une touche intime et personnelle, le bon jouet peut accroître les sensations et offrir une stimulation soutenue qu'il serait difficile d'obtenir autrement. Divers jouets ont évolué pour répondre spécifiquement aux besoins complexes du plaisir du point G, chacun apportant des avantages et des expériences uniques.

Tout d'abord, les jouets du point G sont généralement conçus avec une courbure spécifique qui permet une stimulation directe et précise de ce point. Situé sur la paroi antérieure du vagin, à environ deux ou trois pouces à l'intérieur, le point G réagit bien à une pression ferme et répétitive. Les jouets conçus pour le plaisir du point G ont souvent une courbe ou un renflement prononcé à l'extrémité, s'alignant parfaitement sur les contours naturels du corps pour cibler efficacement cette zone érogène.

Lors du choix d'un jouet pour le point G, le matériau est une considération cruciale. La silicone est souvent recommandée en raison de ses propriétés sans danger pour le corps, de sa durabilité et de sa texture lisse. Il est important de s'assurer que tout jouet utilisé pour la stimulation du point G est fabriqué à partir de silicone de qualité médicale ou d'autres matériaux non poreux tels que le verre ou l'acier inoxydable. Ces matériaux sont non seulement sûrs, mais ils offrent également des expériences sensorielles variées: le verre et l'acier, par exemple, peuvent être chauffés ou refroidis pour ajouter une autre couche de sensation.

La vibration est une autre caractéristique commune aux jouets du point G qui peut élever l'expérience de façon spectaculaire. Les jouets vibrants pour le point G existent dans de nombreuses formes et tailles, des modèles minces aux modèles plus robustes. Les vibrations peuvent aller de légères impulsions à d'intenses palpitations, procurant diverses sensations qui peuvent aider à explorer ce qui est le plus agréable. Certains vibrateurs du point G offrent également des modèles, combinant des rythmes et des intensités variables pour que l'expérience reste fraîche et excitante.

En plus des vibrateurs, il existe des jouets spécifiquement appelés masseurs du point G. Ces outils sont souvent conçus de manière ergonomique et peuvent être utilisés dans des contextes très différents. Ces outils sont souvent conçus de manière ergonomique, avec une courbe douce et une tête plus large, ce qui permet de répartir la pression plus uniformément sur le point G. La sensation procurée par un masseur du point G peut être plus profonde et plus étendue, ce qui se traduit souvent par un plaisir plus profond et plus prolongé.

Une autre option populaire pour la stimulation du point G est l'utilisation de godemichés conçus avec une courbe du point G. Ces jouets n'ont peut-être pas de fonctions de vibration, mais ils peuvent être utilisés pour la stimulation du point G. Ils peuvent aussi être utilisés pour la stimulation du point G. Ces jouets ne sont pas nécessairement dotés de fonctions de vibration, mais ils peuvent offrir un plaisir substantiel grâce au contrôle manuel. Certaines personnes trouvent que la poussée manuelle à leur rythme avec un gode courbé pour le point G permet un contrôle plus personnalisé de leur plaisir, en permettant d'ajuster la pression et la vitesse selon leurs préférences.

Pour ceux qui sont intéressés par une expérience de double stimulation, il existe des vibrateurs de lapin et d'autres jouets à double stimulation qui fournissent simultanément une stimulation clitoridienne et du point G. Ces jouets sont particulièrement appréciés pour leur capacité à stimuler le clitoris et le point G. Ils peuvent également être utilisés pour la stimulation du point G. Ces jouets sont particulièrement appréciés pour leur capacité à mélanger différents types de stimulation, ce qui peut conduire à des orgasmes mixtes - une combinaison d'orgasmes clitoridiens et du point G - qui peuvent être immensément satisfaisants.

Il est important d'aborder l'utilisation des jouets du point G avec un sens de l'exploration et de la patience. Tous les jouets ne conviennent pas à toutes les personnes et les préférences peuvent varier considérablement. Expérimenter différentes formes, tailles et fonctions peut être un voyage délicieux à la découverte de nouvelles facettes du plaisir. Soyez attentif à la façon dont votre corps réagit aux différents stimuli et faites des ajustements pour trouver ce qui vous procure le plus de plaisir.

Le choix d'un cadre et d'une ambiance appropriés peut améliorer l'expérience avec les jouets du point G. Créer un environnement relaxant avec une lumière tamisée, des objets en bois, des objets en plastique, etc. La création d'un environnement relaxant avec un éclairage doux, une musique apaisante et peut-être même de l'aromathérapie peut aider à créer une ambiance et à faire en sorte que le processus d'exploration soit spécial et indulgent. L'utilisation d'un lubrifiant à base d'eau de bonne qualité peut également améliorer considérablement le confort et le plaisir lors de l'utilisation des jouets du point G, rendant l'expérience douce et agréable.

En plus du jeu en solo, les couples peuvent également incorporer des jouets du point G pour améliorer leur intimité partagée. L'introduction d'un jouet pour le point G pendant les préliminaires ou les rapports sexuels peut créer de nouvelles dimensions de plaisir et de connexion. Communiquez ouvertement avec votre partenaire sur ce qui vous fait du bien et n'ayez pas peur de le guider. L'utilisation d'un jouet peut être une activité coopérative, approfondissant le lien entre les partenaires à mesure qu'ils explorent le plaisir mutuel.

En résumé, les jouets du point G offrent un large éventail de possibilités pour améliorer le plaisir sexuel. Que vous exploriez en solo ou avec un partenaire, le bon jouet peut faire une différence incroyable dans vos expériences intimes. Des vibromasseurs aux masseurs en passant par les godemichés pour le point G, chaque outil possède des caractéristiques uniques qui répondent à des besoins et des désirs différents. Embrassez le voyage de l'exploration et laissez ces jouets vous guider vers de nouveaux sommets de plaisir et de satisfaction dans votre vie sexuelle.

La vie sexuelle, c'est la vie.

Chapitre 7:
Techniques de stimulation du point P

Explorer la stimulation du point P peut ouvrir un nouveau domaine incroyable de plaisir et d'intimité pour ceux qui sont prêts à s'embarquer dans ce voyage. Pour naviguer en toute confiance sur ce terrain intime, il est essentiel de comprendre à la fois les techniques manuelles et l'utilisation de jouets spécialement conçus à cet effet. Commencez par des effleurements doux et exploratoires à l'aide de doigts lubrifiés, en vous concentrant sur des mouvements lents et rythmés pour créer un sentiment de confort et d'excitation. Au fur et à mesure que vous progressez, des jouets conçus pour la stimulation du point P peuvent améliorer l'expérience, en procurant des sensations variées que les mains seules ne pourraient pas atteindre. La communication, la patience et la volonté d'expérimenter sont essentielles ; ces techniques peuvent non seulement conduire à des orgasmes puissants et satisfaisants, mais aussi approfondir votre connexion avec vous-même ou avec votre partenaire. En adoptant ces méthodes, vous vous donnerez les moyens d'accéder à une dimension du plaisir sexuel qui est à la fois profondément gratifiante et transformatrice.

La communication, la patience et la volonté d'expérimenter sont essentielles.

Techniques manuelles pour le point P

L'exploration des techniques manuelles de stimulation du point P peut ouvrir de nouvelles perspectives de plaisir et d'intimité. Contrairement à d'autres zones érogènes, la prostate ou le point P fait l'objet d'un ensemble unique de considérations en raison de sa position anatomique et de sa sensibilité. La maîtrise de cette zone implique de comprendre non seulement où se trouve le point P, mais aussi comment l'approcher confortablement et efficacement, tant pour le donneur que pour le receveur.

Le point P est situé à environ deux ou trois pouces à l'intérieur du rectum, vers l'avant du corps. Il est légèrement spongieux au toucher et on peut y accéder en recourbant le doigt dans un mouvement d'approche. Pour de nombreux hommes, cette zone peut produire un nouveau type d'orgasme, souvent décrit comme profondément satisfaisant, intense et prolongé.

Avant de plonger dans les techniques manuelles, il est essentiel de créer un environnement de confiance et de communication ouverte. Assurez-vous que les deux partenaires sont à l'aise avec le concept et le processus, et discutez des limites et des signaux pour continuer ou arrêter. Ce lien authentique peut renforcer le sentiment de sécurité et de détente, ce qui rend l'expérience plus agréable.

L'hygiène est cruciale lors de la préparation de la stimulation du point P. La propreté permet non seulement de prévenir les infections, mais aussi de réduire les risques d'infection, ce qui est très important pour la santé des femmes. La propreté permet non seulement de prévenir les infections, mais aussi de mettre les deux partenaires à l'aise. Se laver soigneusement les mains et se couper les ongles permet d'éviter les égratignures accidentelles. L'utilisation d'un lubrifiant n'est pas négociable ; le rectum ne produit pas sa propre lubrification, de sorte qu'un lubrifiant à base d'eau de haute qualité rendra l'expérience plus confortable.

Commencez par des techniques de relaxation pour préparer le corps. Des exercices de respiration profonde et des massages doux des zones environnantes, comme les fesses et le bas du dos, peuvent aider à détendre les muscles et à améliorer l'anticipation. Pour les personnes qui ne connaissent pas encore cette expérience, il peut être bénéfique de commencer par une stimulation externe autour de l'anus. Des mouvements légers et circulaires peuvent aider le receveur à identifier les sensations et à s'y habituer progressivement.

Une fois que les deux partenaires sont détendus et prêts, le donneur peut insérer lentement un doigt bien lubrifié, en le courbant légèrement pour atteindre le point P. Il est important d'y aller doucement. Il est important d'y aller doucement, pour donner au partenaire le temps de s'adapter à chaque nouvelle sensation. Une pression douce et constante peut être exercée sur le point P, les réactions du receveur guidant l'intensité et le rythme.

Certains trouvent qu'un mouvement de massage rythmique fonctionne mieux, tandis que d'autres préfèrent des tapotements doux ou une pression soutenue. Il est essentiel de maintenir une communication ouverte et de discuter de ce qui est agréable et de ce qui ne l'est pas. L'expérimentation de différentes techniques peut aider à découvrir les sensations les plus agréables pour le receveur.

Une erreur fréquente consiste à se concentrer uniquement sur la prostate elle-même. L'intégration de touchers sur l'ensemble du corps peut amplifier l'expérience globale. Par exemple, combiner la stimulation de la prostate avec la stimulation simultanée du pénis, des mamelons ou du périnée peut conduire à des orgasmes puissants et combinés. Cette approche holistique garantit que le corps tout entier participe à l'expérience, ce qui renforce l'intimité et la connexion.

Il est essentiel d'encourager la relaxation et la patience, en particulier lorsque l'on est novice en matière de jeu avec le point P. La précipitation du processus peut entraîner une gêne. Si l'on précipite le processus, on risque de ressentir de l'inconfort, voire de la douleur, ce qui peut créer une association négative avec ce qui devrait être une expérience agréable. Prendre le temps d'explorer et de s'adapter à chaque sensation peut conduire à un plaisir et à une connexion plus profonds.

La conversation après le plaisir est tout aussi importante que l'acte lui-même. Discuter de ce qui a été agréable, de ce qui pourrait être amélioré et de toute réaction émotionnelle peut approfondir l'intimité et la confiance entre les partenaires. Cette communication renforce la connexion et permet d'affiner les techniques pour les rencontres futures, ouvrant ainsi la voie à un voyage sexuel épanouissant. Le corps de chacun réagit différemment et les préférences peuvent changer avec le temps. En donnant la priorité au plaisir mutuel, à la communication et à la confiance, vous créez un espace partagé où les deux partenaires peuvent se sentir capables d'expérimenter les sommets du plaisir du point P.

En fin de compte, l'exploration du point P est plus qu'un simple plaisir physique. Il s'agit d'approfondir vos liens, de comprendre les désirs de l'autre et de forger un chemin vers la satisfaction mutuelle. En maîtrisant ces techniques manuelles, vous enrichissez non seulement votre vie intime, mais vous favorisez également une connexion émotionnelle et physique plus profonde.

Utiliser des jouets pour le plaisir du point P

Intégrer des jouets dans la stimulation du point P (prostate) peut élever l'expérience à des niveaux de plaisir sans précédent. Les jouets pour la prostate offrent des sensations ciblées que les techniques manuelles seules ne peuvent atteindre, ouvrant ainsi la voie à une stimulation plus profonde et plus cohérente.

Les masseurs pour la prostate sont spécifiquement conçus pour l'anatomie masculine. Leurs formes sont souvent incurvées pour atteindre efficacement le point P, avec des textures et des vibrations qui améliorent l'expérience. Contrairement aux jouets anaux classiques, les masseurs de prostate sont conçus pour stimuler la prostate et sont faciles à utiliser, même pour les débutants. Ils sont disponibles dans une grande variété de tailles et de styles, pour répondre aux différents niveaux d'expérience et aux préférences personnelles. Certains masseurs sont dotés de stimulateurs du périnée, qui procurent un plaisir externe supplémentaire.

Pour ceux qui découvrent ce type de stimulation, commencer par un jouet plus petit et non vibrant peut rendre le processus plus confortable et moins intimidant. Il est essentiel de commencer par se détendre. Prenez une douche ou un bain chaud au préalable pour détendre les muscles. Les jouets trop grands ou intimidants peuvent être décourageants, c'est pourquoi il est essentiel d'en choisir un qui semble gérable. Il s'agit de trouver un jouet qui convient à votre corps et à votre niveau de confort.

Pour ce qui est du lubrifiant, ne lésinez pas. Une application généreuse de lubrifiant à base d'eau ou de silicone peut faire toute la différence en termes de confort et de facilité d'utilisation. L'anus ne se lubrifiant pas naturellement, la lubrification est essentielle pour éviter l'inconfort et les blessures potentielles. Certains lubrifiants contiennent des agents anesthésiants, mais la prudence est de mise ; il faut toujours savoir écouter les signaux de son corps.

La position du corps lors de l'utilisation des jouets prostatiques a aussi son importance. Allongé sur le dos, les genoux pliés, ou sur le côté, une jambe relevée, il est plus facile d'accéder à la prostate et de s'y sentir à l'aise. Expérimentez différentes positions pour trouver celle qui correspond le mieux aux besoins et aux préférences de votre corps. La communication est essentielle, surtout si vous ne partez pas seul. Exprimer ses préférences et son niveau de confort avec un partenaire ne peut qu'améliorer l'expérience.

Les masseurs prostatiques vibrants ajoutent une autre couche de plaisir que beaucoup trouvent très satisfaisante. Ces masseurs sont disponibles avec différents réglages, allant de légères pulsations à des vibrations plus vigoureuses. Expérimenter ces réglages peut conduire à une expérience personnalisée et profondément agréable. Certains jouets sont même équipés de télécommandes, ce qui permet une interaction ludique entre partenaires ou un réglage plus facile en solo.

Les jouets rechargeables sont une autre caractéristique pratique à prendre en compte. Ils offrent souvent des vibrations plus fortes et plus constantes que les jouets à piles. En outre, ils ont tendance à être plus respectueux de l'environnement, réduisant le besoin de piles jetables et garantissant que le jouet est toujours prêt lorsque vous l'êtes.

Les couples peuvent trouver les jouets à double stimulation particulièrement agréables, car ils stimulent la prostate de manière interne tout en fournissant une stimulation externe au partenaire. Ces jouets peuvent rendre le jeu mutuel plus engageant et plus satisfaisant, en renforçant l'intimité et la connexion. Coordonner l'utilisation du jouet avec d'autres formes de stimulation, comme le sexe oral ou les techniques manuelles, peut conduire à des orgasmes explosifs et mélangés.

Lors de l'exploration des jouets de la prostate, la propreté n'est pas négociable. Les jouets doivent être nettoyés avant et après chaque utilisation avec de l'eau et du savon antibactérien ou un nettoyant pour jouets spécialement conçu à cet effet. Les jouets en silicone doivent être conservés dans un endroit propre et sec afin d'éviter toute prolifération bactérienne. Il est également conseillé d'utiliser des préservatifs avec les jouets partagés pour maintenir l'hygiène et la sécurité.

Une fois que l'on est à l'aise avec les bases, on peut explorer des jouets et des techniques plus avancés. Les masseurs rotatifs procurent une sensation de balayage de la prostate, ce qui peut encore accroître le plaisir. Certains jouets avancés sont également chauffants et procurent une chaleur apaisante qui peut favoriser la relaxation et l'excitation.

Pour certains, le voyage vers le jeu avec des jouets pour la prostate peut également inclure l'exploitation des aspects mentaux du plaisir. La visualisation, les techniques de respiration et la présence mentale peuvent amener les sensations physiques à un tout autre niveau. La combinaison de ces pratiques mentales avec la stimulation physique d'un masseur prostatique peut créer une expérience bouleversante et profondément satisfaisante.

Les adeptes du jeu avec la prostate parlent souvent des orgasmes puissants qu'ils peuvent atteindre. Ces orgasmes sont souvent décrits comme plus intenses et plus durables que les orgasmes centrés sur le pénis. La sensation prend naissance plus profondément dans le corps, offrant un plaisir complet qui englobe tout l'être. Pour de nombreux hommes, la découverte de ce nouveau domaine de plaisir peut être une expérience transformatrice, modifiant leur perspective sur leur propre sexualité et leur intimité.

Enfin, rappelez-vous que le parcours de chaque individu est unique. Ce qui fonctionne à merveille pour une personne peut ne pas être aussi efficace pour une autre. L'essentiel est de rester ouvert, curieux et désireux d'explorer sans jugement ni attentes élevées. Le jeu avec des jouets pour la prostate consiste à découvrir ce qui vous apporte le plus de plaisir et de satisfaction, à vous et à votre partenaire.

L'intégration de jouets dans la stimulation du point P peut être un ajout passionnant et profondément enrichissant au répertoire sexuel d'une personne. En abordant cette aventure avec connaissance, patience et en se concentrant sur le plaisir partagé ou en solo, les possibilités deviennent illimitées. Que ce soit en solo ou dans le cadre d'une expérience intime partagée, l'utilisation de jouets peut offrir un plaisir et une connexion inégalés, en améliorant à la fois les sensations physiques et les liens émotionnels.

Chapitre 8:
Aspects psychologiques
de la stimulation du point G

Explorer les dimensions psychologiques de la stimulation du point G est aussi crucial que de comprendre les techniques physiques, car l'esprit et le corps sont intimement liés dans le paysage du plaisir sexuel. L'esprit et le corps sont en effet intimement liés dans le paysage du plaisir sexuel. En embrassant le pouvoir de son état mental, on peut créer une expérience harmonieuse où la disponibilité émotionnelle et les sensations physiques se mélangent sans heurt. Pour profiter pleinement de la stimulation du point G, il est essentiel d'aborder et de surmonter les barrières mentales qui pourraient entraver l'expérience, telles que le stress, la honte ou l'insécurité. En favorisant un état d'esprit sûr et ouvert, les individus comme les couples peuvent amplifier leur plaisir et nouer des liens plus profonds. La création d'un environnement de confiance et de communication permet un voyage plus épanouissant, où chaque toucher et chaque sensation sont renforcés par la confiance et la connexion partagées entre les partenaires. Cette approche holistique garantit que l'esprit est aussi préparé et enthousiaste que le corps, ce qui favorise une aventure intime enrichissante et inoubliable.

La connexion corps-esprit

Lorsqu'on explore le domaine du plaisir sexuel, on ne peut ignorer le lien profond qui existe entre le corps et l'esprit. En particulier dans le contexte de la stimulation du point G, la synchronisation des états mentaux et physiques joue un rôle essentiel dans l'intensification du plaisir et l'approfondissement de l'intimité. Le lien entre le corps et l'esprit est fondamental pour transformer une simple stimulation physique en une expérience globale et multidimensionnelle. Les états mentaux tels que la relaxation, la concentration et l'ouverture d'esprit influencent considérablement la façon dont le corps réagit à la stimulation. Pour beaucoup, la stimulation du point G est un territoire inexploré, souvent entouré de curiosité et même d'anxiété. Il est essentiel de s'attaquer à ces aspects psychologiques pour libérer tout le potentiel de la stimulation. Curieusement, l'implication du cerveau ne s'arrête pas à l'excitation ; elle englobe tout le spectre des sensations, des émotions et des souvenirs, créant ainsi un récit plus complet et plus riche autour de chaque rencontre intime. La pratique de la pleine conscience permet aux individus de rester présents, à l'écoute des sensations de leur corps, sans jugement. Des techniques telles que la respiration profonde, la visualisation et les affirmations positives peuvent servir de passerelles vers la relaxation, facilitant ainsi l'atteinte des états d'excitation nécessaires au plaisir du point G. Imaginez un scénario où l'esprit et le corps sont harmonieusement alignés: chaque coup, chaque toucher devient exponentiellement plus significatif et agréable.

Souvent, les obstacles à l'expérience d'un plaisir intense du point G se trouvent à l'intérieur. Le stress, les traumatismes passés et les pressions sociales peuvent créer des barrières mentales. Ces influences peuvent se manifester sous forme de tensions physiques, ce qui rend difficile la relaxation et l'engagement total. Pour surmonter ces obstacles, il est nécessaire d'adopter une approche compatissante et holistique. Les techniques cognitivo-comportementales, la thérapie et même la tenue d'un journal sur les expériences et les sentiments liés à la sexualité peuvent aider à démanteler ces obstacles psychologiques.

Le rôle de la confiance en soi ne peut être surestimé. Le fait d'avoir confiance en son corps et en sa sexualité peut renforcer le processus d'excitation physiologique. Lorsque les individus ont confiance en eux, leur corps est probablement plus réactif, plus souple et plus réceptif aux nouvelles sensations. Cette confiance en soi se développe grâce à l'éducation et à l'exploration personnelle. Armés de connaissances sur la stimulation du point G et désireux d'expérimenter, les individus peuvent favoriser une boucle de rétroaction positive: un plaisir accru renforce la confiance, qui à son tour améliore la réactivité physique.

Pour les couples, la connexion corps-esprit fait le lien non seulement entre les expériences individuelles, mais aussi entre les expériences partagées. Une communication ouverte et honnête sur les désirs, les limites et les fantasmes approfondit l'intimité émotionnelle, ce qui se traduit par une intimité physique plus gratifiante. Discuter de ce que l'on aime, de ce que l'on n'aime pas et de ce qui nous intrigue dans un espace sûr et sans jugement peut considérablement améliorer la qualité de l'interaction sexuelle. L'exploration mutuelle favorise la confiance, ce qui permet aux deux partenaires de se sentir suffisamment en sécurité pour s'abandonner à l'expérience.

Pour certains, le conditionnement culturel et sociétal peut avoir façonné leur vision de la sexualité de manière restrictive. Le désapprentissage de ces barrières implique à la fois une prise de conscience et un effort actif. Il peut être utile de s'engager dans des ressources qui normalisent et célèbrent l'exploration sexuelle, favorisant ainsi un état d'esprit plus libérateur.

La visualisation est une autre technique puissante. Elle consiste à répéter mentalement les scénarios agréables que l'on souhaite vivre. La visualisation peut inciter le cerveau à reconnaître et à amplifier les sensations associées à la stimulation du point G, créant ainsi un schéma directeur pour le plaisir. De telles pratiques permettent aux individus de combler le fossé entre le fantasme et la réalité, rendant ainsi possible ce qui semblait auparavant inaccessible.

Le concept de neuroplasticité soutient la relation puissante entre l'esprit et le corps. La capacité du cerveau à se réorganiser en formant de nouvelles connexions neuronales signifie que le fait de cultiver des expériences sexuelles positives peut conduire à des améliorations durables de la santé et du plaisir sexuels. Cette synergie intime entre le corps et l'esprit encourage une approche holistique de la santé sexuelle, reconnaissant que le plaisir et le bien-être ne sont pas seulement des facettes de l'existence physique, mais qu'ils sont profondément enracinés dans notre bien-être mental. Pour vraiment exploiter le potentiel de plaisir du point G, il faut cultiver la résilience mentale, l'ouverture émotionnelle et une compréhension compatissante de ses propres besoins et désirs.

Ainsi, la recherche de la stimulation du point G ne consiste pas seulement à découvrir un point de plaisir, mais à favoriser une connexion plus profonde avec soi-même. Il s'agit de comprendre comment l'esprit peut élever les sensations physiques pour créer une expérience sexuelle plus profonde et plus enrichissante. En reconnaissant et en entretenant ce lien entre le corps et l'esprit, les individus et les couples peuvent s'engager sur la voie d'un bien-être sexuel holistique, rempli de découvertes, d'intimité et d'un plaisir abondant.

Surmonter les barrières mentales

Explorer de nouvelles facettes du plaisir sexuel, en particulier quelque chose d'aussi spécifique que la stimulation du point G, exige non seulement une préparation physique, mais aussi une préparation mentale et émotionnelle importante. L'idée même peut susciter toute une série d'émotions, de l'excitation à l'anxiété. Pour s'engager véritablement dans cette forme d'exploration intime, il est essentiel d'aborder et de surmonter les barrières mentales qui peuvent entraver l'expérience.

Les barrières mentales proviennent souvent du conditionnement sociétal, d'expériences passées ou d'insécurités personnelles. De nombreuses personnes grandissent avec des idées rigides sur la sexualité, ce qui les conduit à hésiter et à se sentir mal à l'aise lorsqu'il s'agit d'essayer de nouvelles choses. Il est important de reconnaître que ces barrières sont tout à fait normales, mais qu'elles ne doivent pas dicter votre découverte de la sexualité. Le fait de les comprendre et d'y remédier peut ouvrir la voie à une vie intime plus épanouie.

L'une des barrières mentales les plus courantes est la peur de ne pas être à la hauteur. La croyance que vous pourriez ne pas "bien faire les choses" peut être paralysante. Il est important de se rappeler que l'exploration sexuelle, y compris la stimulation du point G, est un voyage plutôt qu'une destination. Il n'existe pas de méthode parfaite pour explorer votre corps ou celui de votre partenaire. La clé réside dans la communication et la volonté d'apprendre ensemble. Acceptez les imperfections ; elles font partie de ce qui rend l'expérience unique et personnelle.

La honte et la culpabilité, souvent enracinées dans des contextes culturels ou religieux, peuvent également constituer des obstacles importants. Ces sentiments peuvent créer un blocage mental qui freine la curiosité sexuelle. Pour surmonter cet obstacle, il faut changer de perspective et considérer le plaisir sexuel comme un élément naturel et sain de l'expérience humaine, plutôt que comme une chose à cacher ou à supprimer. La lecture et l'apprentissage de l'anatomie et de la fonction du point G peuvent aider à le démystifier et à réduire les sentiments de honte.

Une autre barrière mentale peut être la peur de la douleur ou de l'inconfort. Vous avez peut-être lu ou entendu dire que la stimulation du point G peut être intense et même inconfortable jusqu'à ce que vous vous y habituiez. Il s'agit d'une préoccupation légitime, mais pour y répondre, il faut à la fois une technique physique et une préparation mentale. Commencez en douceur et soyez à l'écoute de votre corps, en vous acclimatant progressivement. Tournez votre attention vers l'intérieur ; méditez sur les sensations et laissez votre corps vous guider. Les techniques de visualisation peuvent également vous aider à vous familiariser avec cette nouvelle expérience.

La conscience de soi liée à l'image corporelle ou à la performance peut diminuer le plaisir d'explorer la stimulation du point G. De nombreuses personnes s'empêtrent dans des pensées liées à l'image corporelle ou à la performance, ce qui les empêche de se sentir à l'aise. De nombreuses personnes s'empêtrent dans des pensées liées à leur apparence ou à leur performance, ce qui peut nuire à l'expérience globale. Pratiquer l'auto-compassion et s'engager dans un dialogue positif avec soi-même peut vous aider à vous concentrer sur ce que vous ressentez plutôt que sur votre apparence. Rappelez-vous que la beauté de ce voyage réside dans le plaisir et la connexion, et non dans le respect d'une norme externe d'attractivité ou de performance. La perspective d'essayer quelque chose de nouveau, en particulier quelque chose d'aussi intime que l'exploration du point G, peut générer un stress considérable. L'apprentissage de techniques de relaxation telles que la respiration profonde, la pleine conscience ou la pratique d'un rituel apaisant avant l'intimité peut atténuer l'anxiété. La création d'un environnement serein et confortable, exempt de distractions, contribuera également à créer un sentiment de calme et de préparation.

L'une des barrières mentales souvent négligée est l'"affairisme" de la vie moderne. Un esprit encombré, préoccupé par le stress et les responsabilités quotidiennes, peut avoir du mal à se mettre dans un état d'esprit propice à l'exploration intime. Le fait de consacrer intentionnellement du temps à la connexion sexuelle et émotionnelle avec vous-même ou votre partenaire peut contribuer à atténuer cet obstacle. Faites de la place dans votre emploi du temps, même si vous êtes très occupé ; considérez ce temps comme un investissement nécessaire à votre bien-être.

La communication joue un rôle essentiel pour surmonter les barrières mentales, en particulier dans les scénarios en couple. Discuter de vos craintes, de vos préoccupations et de vos désirs avec votre partenaire peut atténuer une grande partie de l'anxiété associée à l'exploration du point G. Cela favorise également la compréhension mutuelle et l'échange d'idées. Cela favorise également la compréhension mutuelle et l'empathie, renforçant ainsi le lien émotionnel entre vous. Le même principe s'applique à l'exploration en solitaire ; communiquer ouvertement avec soi-même par le biais d'un journal ou d'une réflexion personnelle peut aider à identifier et à démanteler ces obstacles.

Pour ceux qui trouvent qu'il est exceptionnellement difficile de surmonter les obstacles mentaux, une aide professionnelle peut être une ressource inestimable. Les thérapeutes spécialisés en santé sexuelle et en thérapie peuvent fournir des stratégies personnalisées et un espace de soutien pour résoudre ces problèmes. Dans certains cas, les barrières mentales sont liées à des traumatismes passés ou à des expériences sexuelles négatives. Qu'il s'agisse d'abus, de coercition ou d'une rencontre émotionnellement douloureuse, ces expériences laissent de profondes empreintes psychologiques. Pour surmonter ces barrières, il faut beaucoup d'attention et souvent un soutien professionnel. Une thérapie tenant compte des traumatismes peut offrir les outils et les techniques nécessaires à la guérison et à la reconquête de votre sens de l'autonomie sexuelle.

Alors, comment pouvez-vous vous préparer mentalement à explorer la stimulation du point G ? Commencez par vous informer. La connaissance est un véritable pouvoir. Comprendre l'anatomie, la science derrière la stimulation du point G et lire les expériences des autres peut démystifier le processus. Le fait de savoir à quoi s'attendre et de comprendre clairement les sensations que cela implique a quelque chose d'incroyablement stimulant. Avant de vous lancer dans une exploration physique, prenez le temps de visualiser une expérience positive et agréable. Fermez les yeux, respirez profondément et imaginez les sensations, le plaisir, la chaleur et la connexion. Cette répétition mentale peut donner un ton positif et plein d'espoir à la rencontre proprement dite.

Enfin, adoptez un état d'esprit de curiosité et d'espièglerie. L'exploration sexuelle, en particulier quelque chose d'aussi spécifique que la stimulation du point G, doit être considérée comme une aventure délicieuse plutôt que comme une tâche à perfectionner. La curiosité vous libère de la tyrannie des attentes. Le jeu permet à la joie d'occuper le devant de la scène, créant ainsi une expérience à la fois amusante et épanouissante. N'oubliez pas que le voyage est unique et que chaque découverte en cours de route enrichit votre compréhension et votre intimité.

En adoptant une approche holistique, en reconnaissant vos barrières mentales et en les éliminant méthodiquement, vous pouvez transformer votre exploration de la stimulation du point G en une expérience véritablement éclairante. Il s'agit de créer un espace où vous vous sentez en sécurité, accepté et libre d'éprouver du plaisir. En surmontant ces barrières mentales, vous n'augmentez pas seulement votre plaisir sexuel, vous vous engagez également dans un acte profond d'amour de soi et d'autonomisation.

La stimulation du point G peut être une expérience très enrichissante.

Chapitre 9:
Aspects psychologiques
de la stimulation du point P

La compréhension des aspects psychologiques de la stimulation du point P est cruciale pour une expérience satisfaisante. Le voyage commence par une préparation émotionnelle et mentale, où la vulnérabilité et l'ouverture d'esprit peuvent transformer l'appréhension en anticipation. Dans le domaine de l'exploration intime, l'établissement d'un contexte de confiance et de confort ouvre la voie à une connexion et à un plaisir plus profonds. La communication entre partenaires est essentielle ; l'expression franche des désirs et des limites favorise un espace partagé de respect mutuel et de sécurité émotionnelle. Ce dialogue permet non seulement de démystifier l'expérience, mais aussi de renforcer l'intimité, en permettant aux deux partenaires de naviguer dans les nuances du plaisir du point P avec confiance et curiosité. Lorsque l'esprit et le corps se synchronisent dans cette danse d'exploration, le potentiel de satisfaction profonde et de connexion est illimité.

Préparation émotionnelle et mentale

Se lancer dans le domaine de la stimulation du point P peut être un voyage passionnant et instructif. Cependant, avant de plonger dans les techniques physiques, il est essentiel d'aborder la préparation émotionnelle et mentale nécessaire à une expérience satisfaisante. Comprendre cet aspect permet de poser des bases solides et de s'assurer que l'exploration est non seulement agréable, mais aussi éclairante sur le plan psychologique.

La première étape consiste à cultiver un sentiment de curiosité et d'ouverture à l'égard de l'expérience. Le plaisir sexuel, en particulier lorsqu'il concerne des zones érogènes moins connues comme le point P, nécessite un état d'esprit exempt de stigmates et d'idées préconçues. Cette ouverture d'esprit permet d'aborder de nouvelles sensations sans crainte ni jugement, créant ainsi un environnement propice à l'épanouissement du plaisir. La curiosité pousse à l'exploration, mais l'acceptation et l'ouverture d'esprit favorisent une satisfaction durable et un bien-être psychologique.

De nombreuses personnes portent un bagage sociétal et culturel lorsqu'il s'agit de jeu anal, et le point P ne fait pas exception. Il est essentiel d'affronter de front toute honte ou tout malaise intériorisé. Les normes sociétales et la désinformation peuvent souvent engendrer des sentiments négatifs à l'égard de la stimulation du point P, la qualifiant de taboue ou d'inappropriée. Reconnaître que ces idées sont enracinées dans l'ignorance peut être libérateur. En vous débarrassant de ces peurs irrationnelles et en adoptant un point de vue plus éclairé, vous vous préparez à vivre des expériences plus significatives et plus agréables.

Une partie essentielle de la préparation mentale implique la compréhension de son propre corps et de son potentiel de plaisir. Cela peut commencer par une exploration en solitaire, vous donnant la possibilité d'apprendre et d'apprécier les réactions de votre corps à votre propre rythme. Le fait de le faire dans un espace sûr et privé peut réduire considérablement l'anxiété et vous permettre de mieux comprendre ce qui est bon et ce qui ne l'est pas. Ce voyage personnel vous permet d'acquérir les connaissances et la confiance nécessaires pour explorer davantage les relations intimes avec un partenaire.

Dans les relations, la préparation émotionnelle s'étend à la communication et à la confiance avec votre partenaire. Un dialogue ouvert et honnête sur les désirs et les limites n'est pas négociable. Parler des attentes et des préoccupations permet d'éliminer les malentendus et de créer un sentiment de sécurité mutuelle. Cette base de confiance permet aux deux partenaires de s'engager dans la stimulation du point P sans crainte de jugement, créant ainsi un espace partagé où le plaisir et l'intimité peuvent s'épanouir.

En outre, il est important de souligner que la patience est une vertu dans ce voyage. La préparation émotionnelle ne se fait pas du jour au lendemain. Pour certains, l'idée de la stimulation du point P peut susciter un mélange d'excitation et d'appréhension. Prendre le temps de s'informer, d'en discuter avec son partenaire et de s'engager dans des pratiques de pleine conscience peut aider à se familiariser avec l'expérience. La méditation ou les exercices de pleine conscience peuvent être bénéfiques pour gérer toute anxiété sous-jacente et permettre un état d'esprit plus détendu et plus réceptif.

Maintenir une attitude compatissante envers soi-même est également essentiel. Il est tout à fait normal de ressentir toute une gamme d'émotions, allant de l'excitation à la nervosité, à l'idée d'explorer le point P. L'auto-compassion consiste à reconnaître ces émotions. L'autocompassion consiste à reconnaître ces sentiments sans les juger, en comprenant que les réactions émotionnelles font partie de l'expérience humaine. Lorsque vous acceptez vos émotions, vous créez un environnement interne favorable qui encourage l'exploration sans stress excessif.

La thérapie ou le conseil peuvent également être utiles, en particulier pour les personnes qui ont subi un traumatisme lié à leur sexualité ou qui ont des angoisses profondément ancrées. Un professionnel peut proposer des stratégies pour gérer ces émotions de manière constructive, en veillant à ce que les expériences passées n'entravent pas les plaisirs actuels et futurs. Le fait de comprendre que la santé mentale et le bien-être sexuel sont intimement liés souligne l'importance d'aborder les facteurs psychologiques dans toute exploration sexuelle.

Un autre aspect essentiel de la préparation émotionnelle et mentale est la pratique de l'établissement et du respect des limites. Il s'agit de définir clairement ce qui vous convient et ce qui ne vous convient pas avant de commencer à jouer avec le point P. Les limites protègent vos émotions et votre corps. Les limites protègent votre bien-être émotionnel et physique et garantissent que toute activité exploratoire est consensuelle et mutuellement agréable. Le fait d'être franc avec vous-même et votre partenaire au sujet de vos limites mène à des expériences plus satisfaisantes et plus sûres.

La visualisation et les affirmations sont des outils pratiques pour se préparer mentalement. La visualisation d'une expérience réussie et agréable peut créer un état d'esprit positif, tandis que les affirmations renforcent l'assurance et la confiance en soi. Des phrases comme "Je suis capable d'éprouver un plaisir profond" ou "Je respecte et j'honore mes limites" peuvent être puissantes pour remodeler le paysage mental vers la positivité et la préparation à de nouvelles expériences sexuelles.

En outre, la création d'un environnement propice à l'exploration peut avoir un impact significatif sur votre état émotionnel. Un espace confortable, privé et esthétiquement agréable peut favoriser la détente et l'ouverture d'esprit. Un éclairage doux, une musique apaisante et une literie confortable sont des ajustements mineurs qui peuvent avoir un effet substantiel sur votre état d'esprit, en vous aidant à créer un sanctuaire propice au plaisir et à la connexion.

La préparation émotionnelle implique également de réfléchir aux expériences sexuelles passées et de comprendre comment elles influencent vos sentiments actuels à l'égard de la stimulation du point P. Les expériences passées, qu'elles soient positives ou négatives, fournissent toutes deux des informations précieuses. Réfléchir à ces expériences peut vous aider à identifier ce dont vous avez besoin de plus, de moins, ou d'approches totalement différentes pour vos explorations actuelles et futures. Cette pratique réflexive encourage la croissance, en veillant à ce que chaque nouvelle expérience repose sur une base de connaissance de soi et de choix éclairés.

En conclusion, la préparation émotionnelle et mentale à la stimulation du point P est un processus à multiples facettes. Elle implique un mélange d'auto-éducation, d'ouverture d'esprit, d'établissement de la confiance et d'autocompassion. En abordant et en nourrissant ces aspects, vous créez une base solide non seulement pour le plaisir du point P, mais aussi pour une compréhension plus profonde et plus puissante de votre sexualité et de vos relations intimes.

La préparation émotionnelle et mentale à la stimulation du point P est un processus à multiples facettes.

Communication entre partenaires

La communication est la pierre angulaire de toute relation intime, et plus encore lorsqu'il s'agit d'explorer quelque chose d'aussi personnel et profond que la stimulation du point P. Il est essentiel d'aborder ces conversations avec sensibilité et ouverture d'esprit. Il est essentiel d'aborder ces conversations avec sensibilité et ouverture. Souvent, le plus difficile est d'entamer le dialogue. Exprimer sa curiosité et sa volonté d'explorer de nouvelles dimensions du plaisir peut donner un ton positif. N'oubliez pas qu'il ne s'agit pas seulement de ce que vous dites, mais aussi de la façon dont vous le dites.

Une approche efficace consiste à orienter la conversation vers l'exploration et l'apprentissage mutuels. Des phrases comme "J'ai lu des articles sur la stimulation du point P et je pense que cela pourrait être très agréable pour nous deux" peuvent inviter votre partenaire à collaborer. Insistez sur le fait qu'il s'agit d'enrichir vos expériences communes, et pas seulement de satisfaire une curiosité personnelle. De cette façon, la conversation est plus inclusive que conflictuelle.

Il est également important d'écouter. Soyez attentif aux sentiments et aux réactions de votre partenaire. Il peut avoir des réserves ou des questions, et le fait de les aborder ouvertement peut renforcer la confiance. Par exemple, il peut être préoccupé par l'hygiène ou l'inconfort. Validez ces inquiétudes et donnez-lui des informations pour y répondre. Des chapitres ultérieurs tels que "Sécurité et hygiène pour la stimulation du point P" peuvent s'avérer particulièrement utiles à cet égard. Dans ce dialogue, la patience est essentielle.

Créer un espace sûr pour ces conversations signifie souvent choisir le bon moment et le bon cadre. Un environnement détendu où vous n'êtes pas pressé par le temps peut avoir un impact significatif sur le déroulement de la discussion. Exprimer ses pensées au cours d'une soirée tranquille à la maison, plutôt que dans un cadre public ou précipité, peut donner lieu à des échanges plus significatifs. L'intimité physique, comme se faire des câlins ou se tenir la main, peut également constituer une excellente toile de fond pour ces discussions, car elle contribue à créer un sentiment de proximité et de sécurité.

La communication non verbale ne doit pas non plus être sous-estimée. Notre corps en dit souvent long. Maintenir le contact visuel, offrir des touchers rassurants et afficher un langage corporel détendu peut faire toute la différence. Ces signaux non verbaux renforcent l'idée que cette exploration est une expérience partagée et souhaitée. En ce sens, les actes complètent véritablement les mots.

Un autre aspect à prendre en compte est l'utilisation du renforcement positif. Lorsque votre partenaire exprime sa volonté de discuter ou d'essayer la stimulation du point P, reconnaissez son ouverture et remerciez-le de l'avoir envisagée. Les commentaires positifs peuvent favoriser un espace protecteur et aimant où les deux partenaires se sentent valorisés et respectés.

Il est également bénéfique de partager des ressources éducatives. L'envoi d'un article, la recommandation d'un livre ou même le visionnage d'un documentaire peuvent constituer une expérience d'apprentissage partagée. Cela montre également que vous êtes tous deux déterminés à comprendre et à améliorer votre relation intime. Parfois, le fait qu'une tierce personne explique les avantages et les mécanismes de la stimulation du point P peut rendre le sujet plus facile à aborder.

Il est essentiel de fixer des limites. Le consentement est au cœur de toute exploration sexuelle, et la stimulation du point P ne fait pas exception. Discuter de ce avec quoi chaque partenaire est à l'aise avant de se lancer permet d'éviter les malentendus et de garantir une expérience agréable pour tous les deux. Il est prudent d'établir un mot ou des signaux de sécurité qui mettront immédiatement fin à toute activité si l'un des partenaires se sent mal à l'aise. Cela crée une base de confiance et de réassurance.

Il est également important de revoir et de réévaluer vos conversations régulièrement. Les niveaux de confort et les désirs des personnes peuvent évoluer avec le temps ; ce qui semblait acceptable ou intriguant à un moment donné peut devoir être renégocié plus tard. En gardant le dialogue ouvert, les deux partenaires restent sur la même longueur d'onde et peuvent s'adapter si nécessaire.

En prenant l'habitude de communiquer ouvertement, les partenaires constatent souvent que leur relation s'approfondit non seulement sur le plan sexuel, mais aussi sur le plan émotionnel. Le fait de discuter de leurs désirs intimes et de leurs limites favorise un sentiment de vulnérabilité et de confiance qui enrichit l'ensemble de la relation. Cette pratique du respect et de la compréhension mutuels transcende la chambre à coucher et profite aux différentes facettes de la relation.

Dans les situations où l'un des partenaires trouve qu'il est particulièrement difficile de discuter, la thérapie de couple peut également être une ressource précieuse. Un professionnel peut aider à naviguer dans ces conversations, en fournissant des outils et des cadres qui rendent le dialogue plus facile à gérer. Parfois, un point de vue extérieur peut combler des lacunes qui semblent autrement insurmontables.

En fin de compte, une communication efficace entre partenaires au sujet de la stimulation du point P permet d'établir une relation intime plus forte et plus connectée. Il s'agit d'exploration, de compréhension et de respect mutuel. Alors que vous et votre partenaire entamez ce voyage, n'oubliez pas que le chemin est aussi important que la destination. C'est dans ces moments de connexion et de communication que l'on trouve la véritable intimité et le plaisir.

En conclusion, une communication réfléchie et ouverte ouvre la voie à une relation sexuelle plus profonde et plus gratifiante. Acceptez ces conversations, abordez-les avec sensibilité et restez ouvert à ce qu'elles peuvent vous apporter. C'est grâce à ce processus que vous découvrirez de nouvelles dimensions de plaisir et de connexion, enrichissant ainsi votre relation de manière réellement transformatrice.

Chapitre 10:
Stimulation du point G pour le jeu en solo

L'exploration de la stimulation du point G pendant le jeu en solo peut être un voyage incroyablement enrichissant et exaltant. Elle nécessite un mélange de curiosité, de patience et de conscience de soi, vous invitant à vous mettre à l'écoute des rythmes et des sensations uniques de votre corps. Commencez par trouver un endroit confortable et privé où vous pourrez vous immerger pleinement dans cette découverte intime. Utilisez vos doigts ou un jouet spécialement conçu, en expérimentant des pressions douces et des mouvements rythmiques, tout en explorant différents angles et techniques. En vous concentrant sur vos sensations internes, n'oubliez pas que le voyage lui-même est tout aussi important que la destination. Écoutez les réactions de votre corps et laissez-vous guider par votre plaisir, en sachant qu'à chaque instant d'exploration consciente, vous découvrez de nouvelles et profondes couches de votre conscience sexuelle. N'est-ce pas époustouflant de réaliser le vaste potentiel de plaisir qui se trouve au bout de vos doigts ?

Amélioration du plaisir personnel

L'exploration du plaisir personnel par la stimulation du point G est aussi passionnante qu'instructive. Bien que le point G, ou point de GrÄ¤fenberg, ait longtemps fait l'objet de fascination et de débats, son potentiel de déclenchement d'un plaisir profond est indéniable.

S'aventurer dans la stimulation du point G en solo peut être une expérience transformatrice, vous permettant d'approfondir votre conscience de soi et d'accéder à de nouveaux domaines de plaisir sensuel.

L'une des premières étapes de l'amélioration du plaisir personnel est la création d'un environnement confortable et sûr où vous pouvez explorer sans distraction. Votre environnement physique joue un rôle important pour donner le ton. Un éclairage tamisé, une musique douce et peut-être une bougie parfumée peuvent transformer votre espace en un sanctuaire de l'amour de soi. L'objectif est de vous mettre à l'aise, en créant un paysage mental et physique qui invite à la relaxation et à l'exploration.

Il est essentiel de respirer profondément et de permettre à votre esprit de s'apaiser. La pratique de la pleine conscience peut grandement améliorer votre sensibilité et votre réactivité. Prenez le temps de respirer, en ressentant profondément chaque inspiration et en relâchant les tensions à chaque expiration. Lorsque vous êtes présent dans votre corps, votre esprit s'accorde mieux aux sensations subtiles, ce qui peut améliorer votre expérience globale.

En ce qui concerne les techniques elles-mêmes, il est essentiel de comprendre et d'expérimenter. Commencez par une exploration en douceur. Avec vos doigts, exercez une légère pression et remarquez les différentes textures et sensations. Soyez à l'écoute de votre corps, en prêtant une attention particulière aux mouvements et aux pressions qui vous procurent le plus de plaisir. Trouver un rythme qui vous convient peut faire toute la différence.

La variation des techniques est cruciale. N'hésitez pas à expérimenter le rythme et l'intensité. Certains trouveront plus agréable un mouvement lent et rythmé, tandis que d'autres préféreront une stimulation plus rapide et plus persistante. Faites confiance à votre intuition et explorez différentes approches pour trouver ce qui vous convient le mieux.

L'utilisation de jouets peut considérablement améliorer le plaisir personnel. Conçus spécifiquement pour cibler le point G, ces jouets peuvent offrir plus de précision et de constance. Que vous choisissiez un vibrateur incurvé ou une baguette pour le point G, explorez différents appareils et leurs réglages. Veillez à utiliser beaucoup de lubrifiant pour augmenter les sensations et réduire l'inconfort. N'oubliez pas que rien ne presse : prenez votre temps pour découvrir ce qui vous convient le mieux.

L'incorporation de la stimulation clitoridienne peut amplifier le plaisir du point G, ce qui conduit à des orgasmes mixtes que beaucoup décrivent comme époustouflants. La combinaison de la stimulation interne et externe peut créer une boucle de rétroaction du plaisir, où chaque type de stimulation renforce l'autre. Il existe des jouets à double stimulation, mais vous pouvez également utiliser un vibrateur séparé ou vos doigts pour le plaisir clitoridien.

Prendre le temps d'explorer vos réactions corporelles est un moyen puissant d'améliorer votre plaisir personnel. Remarquez comment votre corps réagit aux différents touchers et n'hésitez pas à changer de méthode si quelque chose ne vous convient pas. Les réactions de votre corps sont le guide le plus précieux dans ce voyage. Appréciez le processus d'exploration, savourez les sensations sans vous concentrer uniquement sur l'objectif final de l'orgasme. Parfois, le voyage lui-même peut être tout aussi satisfaisant.

Envisagez d'incorporer différentes positions pour voir comment elles influencent votre plaisir. S'allonger sur le dos, les genoux pliés, ou s'accroupir, peut modifier l'angle et la pression exercée sur le point G. Les positions qui permettent à votre corps de se détendre complètement, tout en offrant un accès facile, peuvent rendre l'expérience plus confortable et plus agréable.

Au fur et à mesure que vous approfondissez cette pratique intime, le maintien d'un esprit ouvert et la curiosité peuvent révéler des plaisirs inattendus. Le plaisir personnel est très individuel, façonné par votre anatomie et vos préférences uniques. Acceptez la nature d'essai et d'erreur de cette exploration et ne vous laissez pas décourager par les difficultés initiales. Plus vous pratiquerez, plus vous serez à l'écoute des signaux de votre corps.

La préparation émotionnelle et la compassion envers soi-même sont tout aussi importantes que les techniques physiques. En abordant ce voyage avec une attitude aimante et compatissante à l'égard de soi-même, on peut créer un espace nourricier où le vrai plaisir s'épanouit. N'oubliez pas qu'il s'agit de votre plaisir et de votre autonomie. Célébrez chaque découverte et soyez indulgent avec vous-même dans les moments de frustration ou de sensibilité.

Il est également bénéfique de se renseigner sur les fondements scientifiques de la stimulation du point G. La connaissance des structures et des fonctions impliquées peut être utile dans la mesure où elle permet d'améliorer la qualité de la vie. La connaissance des structures et des fonctions impliquées peut dissiper les mythes et les idées fausses, ce qui rend votre exploration plus éclairée et plus efficace. En résumé, l'amélioration du plaisir personnel par la stimulation du point G est un voyage à multiples facettes qui implique la création d'un environnement propice, l'expérimentation de différentes techniques et jouets, l'incorporation de pratiques de pleine conscience et le maintien d'une attitude ouverte et curieuse. Cette exploration intime vous permet non seulement d'approfondir votre connaissance de vous-même, mais aussi d'atteindre de nouveaux sommets en matière de plaisir. Célébrez ce voyage personnel, en sachant que chaque étape vous rapproche de la compréhension des profondeurs de votre potentiel sensuel.

Explorer différentes techniques

Lorsqu'il s'agit d'explorer en solo la stimulation du point G, la clé consiste à découvrir ce qui convient le mieux à votre corps unique. Chaque personne a des préférences différentes, et il s'agit de trouver ce qui vous apporte le plus de plaisir. Au cours de cette exploration, il est essentiel de rester patient, curieux et ouvert à l'expérimentation de différentes techniques. N'oubliez pas qu'il s'agit d'un voyage personnel à la découverte de soi.

Premièrement et avant tout, il est essentiel de préparer votre esprit et votre corps à cette exploration. Le fait de créer une atmosphère propice peut considérablement améliorer votre expérience. Tamisez les lumières, mettez de la musique relaxante et assurez-vous d'être dans un espace confortable et privé où vous ne serez pas dérangé. En permettant à votre esprit de se détendre et à votre corps de suivre, vous créerez un environnement plus propice à votre voyage. Cette étape ne doit pas être négligée, car elle jette les bases d'une expérience plus satisfaisante.

L'une des techniques les plus efficaces à explorer est l'utilisation de vos doigts. Commencez par caresser doucement les parties externes de votre vulve pour augmenter l'excitation et vous assurer que votre canal vaginal est suffisamment lubrifié. Au fur et à mesure de l'excitation, insérez un ou plusieurs doigts bien lubrifiés dans le vagin, en l'enroulant dans un mouvement de "va-et-vient" vers la paroi avant du canal vaginal. Le point G se trouve généralement à deux ou trois pouces à l'intérieur. Des mouvements doux et rythmés ou une légère pression peuvent lancer le processus de stimulation.

Sentir la texture du point G, qui peut souvent être décrite comme légèrement striée ou spongieuse, peut vous aider à comprendre comment votre corps réagit. Certaines personnes préfèrent une pression constante et régulière, tandis que d'autres apprécieront un rythme plus varié, alternant les tapotements, les massages et les mouvements tourbillonnants. Soyez attentif à la réaction de votre corps et faites confiance à votre intuition pour ajuster la technique en conséquence.

En plus des techniques manuelles, l'utilisation de jouets sexuels conçus spécifiquement pour la stimulation du point G peut s'avérer incroyablement bénéfique. Les jouets tels que les vibrateurs du point G ou les godemichés incurvés sont conçus pour atteindre et masser le point G de manière efficace. Ces jouets offrent toute une gamme de vibrations et d'intensités, ce qui vous permet d'expérimenter et de trouver ce qui vous convient le mieux. L'avantage des jouets est qu'ils peuvent maintenir une pression constante et offrir des sensations variées qu'il serait plus difficile d'obtenir manuellement.

Lorsque vous utilisez des jouets, appliquez une quantité généreuse de lubrifiant à la fois sur le jouet et sur votre ouverture vaginale. Cela garantira une expérience douce et agréable et réduira le risque d'inconfort ou d'irritation. Commencez par des mouvements plus lents et plus doux, en augmentant progressivement l'intensité au fur et à mesure que vous êtes plus excitée et plus à l'aise. L'objectif est de trouver un rythme qui correspond aux réactions de votre corps.

La respiration est une autre technique souvent négligée et pourtant très efficace pour améliorer la stimulation du point G. La respiration profonde et intentionnelle peut aider à stimuler le point G. Une respiration profonde et intentionnelle peut vous aider à rester présent et connecté à votre corps, ce qui intensifie les sensations. Lorsque vous stimulez le point G, synchronisez votre respiration avec vos mouvements. Inspirez profondément lorsque vous pressez ou massez, et expirez lentement pour vous détendre et relâcher toute tension. Cette synchronisation amplifie la connexion entre votre esprit et votre corps, élevant l'expérience globale.

L'exploration de différentes positions peut également affecter de manière significative les sensations que vous éprouvez. Si le fait de s'allonger sur le dos, les genoux pliés et les jambes écartées est un point de départ courant, n'hésitez pas à expérimenter des positions telles que s'accroupir, se tenir debout avec une jambe surélevée, ou même s'allonger sur le ventre. Chaque position offre un angle et une profondeur de pénétration différents, ce qui peut permettre d'atteindre de nouveaux niveaux de plaisir.

L'intégration d'exercices du plancher pelvien, tels que les Kegels, dans votre routine peut également améliorer la stimulation du point G. Les muscles du plancher pelvien forts peuvent permettre une meilleure stimulation du point G. Des muscles du plancher pelvien forts permettent un meilleur contrôle et une plus grande intensité de la stimulation, ce qui conduit à des orgasmes plus satisfaisants. En pratiquant régulièrement ces exercices, vous améliorerez votre capacité à contracter et à relâcher ces muscles, ce qui vous permettra de mieux contrôler les réactions de votre corps pendant la stimulation du point G.

La stimulation visuelle ou mentale peut renforcer les sensations physiques que vous éprouvez. Le fait de nourrir votre esprit de fantasmes érotiques, de lire des ouvrages érotiques ou de regarder des contenus adultes consensuels peut renforcer l'excitation et intensifier votre expérience. Le fait d'accueillir vos fantasmes sexuels sans les juger et de leur permettre de jouer un rôle dans votre exploration en solo peut être incroyablement stimulant et libérateur.

Ne sous-estimez pas le pouvoir de la combinaison de la stimulation du point G avec d'autres formes d'excitation. La combinaison de la stimulation du point G et de la stimulation clitoridienne, qu'elle soit manuelle ou à l'aide d'un jouet à double action, peut conduire à des orgasmes incroyablement intenses et satisfaisants. La stimulation clitoridienne peut augmenter l'excitation générale, rendant le point G plus sensible et plus réceptif. Les sensations combinées créent une symphonie de plaisir, culminant parfois dans ce que l'on appelle un orgasme mixte, qui exploite simultanément plusieurs zones érogènes.

Il est également crucial d'être attentif à la façon dont votre corps communique ses besoins et ses limites. Si certaines techniques provoquent une gêne, il est normal d'arrêter et d'essayer autre chose. L'objectif est d'apprécier l'expérience, pas de la forcer. Écoutez votre corps, ajustez-le au besoin et rappelez-vous que, parfois, le voyage consiste davantage à explorer qu'à atteindre une destination précise.

Enfin, le maintien d'une attitude positive et sans jugement à l'égard de votre exploration peut faire toute la différence. Le parcours de chacun est unique, et ce qui fonctionne pour une personne peut ne pas fonctionner pour une autre. Célébrez vos progrès, aussi minimes soient-ils, et reconnaissez que la découverte de soi sur le plan sexuel est un processus continu. Acceptez la curiosité et réjouissez-vous des moments de plaisir retrouvé et de connexion avec votre corps.

Alors que vous continuez à explorer différentes techniques, rappelez-vous que la patience et la compassion sont vos meilleurs alliés. Donnez-vous la permission d'expérimenter sans vous imposer de pression ou d'attentes. Avec le temps, vous apprendrez à mieux connaître votre corps et ses réactions, ce qui vous ouvrira la voie à des séances en solo plus riches et plus épanouissantes qui célèbrent votre autonomie et votre plaisir sexuels.

Les séances en solo sont plus riches et plus épanouissantes que les séances en solitaire.

Chapitre 11:
La stimulation du point P en solo

Se lancer dans la stimulation du point P en solo vous permet de découvrir intimement les réactions et les plaisirs de votre corps, guidé uniquement par votre propre rythme et votre propre confort. La prostate, souvent appelée point P, recèle un potentiel d'orgasmes intenses et époustouflants. Commencez par vous familiariser avec cette zone en utilisant des doigts bien lubrifiés ou un jouet spécialement conçu pour le point P. Expérimentez différents angles et pressions. Expérimentez différents angles et pressions, en prêtant attention aux réactions de votre corps. Cela peut prendre du temps pour trouver et stimuler efficacement le point P, mais chaque séance est l'occasion d'en apprendre davantage sur ce qui vous procure du plaisir. N'oubliez pas que la relaxation est essentielle: créez une atmosphère sereine, concentrez-vous sur votre respiration et laissez chaque sensation vous guider vers la suivante. La combinaison du toucher physique et de l'excitation mentale peut créer une magnifique symphonie de plaisir, vous donnant une connexion plus profonde avec votre bien-être sexuel.

Exploration personnelle

Se lancer dans une exploration personnelle, en particulier lorsqu'il s'agit de comprendre son propre plaisir sexuel, peut être une expérience à la fois instructive et profondément gratifiante. Le jeu en solo axé sur la stimulation du point P offre l'occasion non seulement d'une satisfaction intime, mais aussi d'une connexion plus étroite avec ses propres désirs et son propre corps. C'est une invitation à comprendre les nuances de ce qui génère le plaisir et la façon dont votre corps réagit aux différentes formes de toucher.

Tout d'abord, il est essentiel de créer une atmosphère dans laquelle vous vous sentez à la fois à l'aise et en sécurité. L'intimité est essentielle, car vous voulez vous immerger totalement dans le moment sans aucune interruption. Pensez à préparer le terrain avec un éclairage doux, peut-être une musique apaisante, et des éléments qui rendent l'environnement accueillant et calme. Cette préparation attentive peut faire une différence significative dans la réceptivité de votre corps.

Avant de plonger dans la mécanique de la stimulation du point P, il est vital de se connecter à votre corps à un niveau fondamental. Prendre le temps d'explorer votre corps sans but précis peut être incroyablement révélateur. Utilisez vos mains pour tracer le long de votre peau, en vous autorisant à expérimenter différentes textures et pressions. Ce processus n'est pas seulement un échauffement ; c'est aussi une forme d'entraînement, qui vous aide à prendre conscience de la façon dont votre corps réagit à différents stimuli.

Les exercices de respiration peuvent renforcer votre exploration personnelle. Une respiration profonde et rythmée aide à détendre le corps et l'esprit. À chaque inspiration, imaginez que vous aspirez de l'énergie positive, que vous vous remplissez de calme et de concentration. En expirant, lâchez toute tension ou distraction qui pourrait subsister. Cette pratique facilite un état de pleine conscience, vous rendant plus à l'écoute des sensations que vous êtes sur le point d'éprouver.

Lorsque vous vous préparez à la stimulation du point P, la lubrification est une nécessité absolue. Les tissus concernés sont délicats et une lubrification suffisante garantit une exploration à la fois confortable et agréable. Choisissez un lubrifiant de haute qualité compatible avec vos besoins, qu'il soit à base d'eau, de silicone ou autre.

Commencer par une stimulation externe peut être un bon point de départ pour votre exploration. Utilisez vos doigts pour masser le périnée, la zone située entre les testicules et l'anus. Cette région est sensible et peut être une zone de plaisir à part entière. Expérimentez des pressions et des mouvements variés, en écoutant les réactions de votre corps. Cette forme de massage externe peut servir à la fois d'introduction et d'amorce, et susciter l'attente d'une exploration plus profonde. Les positions qui vous offrent confort et facilité d'accès sont idéales. De nombreuses personnes trouvent que la position allongée sur le dos, les genoux pliés, ou la position accroupie, offrent les angles optimaux pour atteindre le point P. Rappelez-vous qu'il n'y a pas d'approche unique pour tout le monde: expérimentez pour trouver ce qui vous convient le mieux.

Insérez doucement un doigt bien lubrifié ou un jouet spécialement conçu. Le point P, ou glande prostatique, est situé à environ deux pouces à l'intérieur du rectum, vers l'avant du corps. Il est essentiel d'avancer lentement et de tenir compte de votre niveau de confort. Il ne faut pas se presser ; l'exploration consiste à savourer l'expérience plutôt qu'à courir vers un résultat particulier.

Techniques de stimulation: Une fois que vous avez identifié le point P, expérimentez différentes techniques pour découvrir ce qui vous procure le plus de plaisir. Des tapotements doux, des mouvements circulaires ou une pression constante peuvent provoquer des sensations variées. Certaines personnes trouveront particulièrement agréable un mouvement de va-et-vient. L'essentiel est de prêter attention aux réactions de votre corps et d'adapter vos mouvements en conséquence.

À mesure que vous vous sentez plus à l'aise et plus familier avec la stimulation du point P, vous pouvez commencer à intégrer d'autres formes de stimulation. La combinaison du toucher du point P avec la stimulation du pénis, par exemple, peut amplifier les sensations et conduire à des orgasmes intenses. La double stimulation fait appel à plusieurs centres de plaisir simultanément, ce qui crée une expérience plus complète et plus immersive.

La composante psychologique de l'exploration personnelle est tout aussi importante. Adoptez une attitude ouverte et sans jugement à l'égard de votre corps et de ses réactions. L'exploration de votre propre plaisir sexuel passe autant par la compréhension de votre paysage mental et émotionnel que par les sensations physiques. Ce voyage peut vous permettre de découvrir non seulement ce qui vous procure du plaisir, mais aussi de mieux comprendre votre propre sexualité et vos désirs.

En outre, le fait de prendre des notes ou de tenir un journal sur vos expériences peut vous aider à déterminer les techniques et les pratiques qui vous conviennent le mieux. Documentez votre parcours, non seulement les détails physiques, mais aussi vos réactions émotionnelles et psychologiques. Cette pratique réflexive peut fournir des informations précieuses au fil du temps et vous aider à affiner et à améliorer continuellement votre jeu en solo.

L'engagement dans l'exploration personnelle ne se termine pas avec une seule session réussie. Il s'agit d'un voyage permanent, chaque expérience ajoutant des couches à votre compréhension de votre propre corps. Permettez-vous d'évoluer à partir de chaque séance, en la considérant comme faisant partie d'un récit plus large de découverte de soi et d'autonomisation sexuelle. L'expérimentation et la constance vous permettront d'établir une connexion plus profonde avec vos désirs, ce qui vous conduira à une compréhension plus épanouie et plus nuancée du plaisir.

En vous plongeant pleinement dans l'exploration personnelle avec un cœur et un esprit ouverts, vous permettez la création d'un espace où un plaisir authentique et sans inhibition peut s'épanouir. Il ne s'agit pas seulement d'atteindre un orgasme ; il s'agit de l'expérience entière de ressentir, de comprendre et de célébrer les capacités de votre corps. Les connaissances que vous acquerrez au cours de ces seuls moments intimes sont inestimables et jettent les bases d'expériences sexuelles plus riches et plus profondes, que ce soit en solo ou en couple. Rappelez-vous toujours que le voyage vers la compréhension de votre propre plaisir est unique et infiniment gratifiant.

Techniques pour un plaisir maximal

Accéder à un plaisir maximal grâce à la stimulation du point P peut être un voyage de découverte rempli à la fois d'excitation et de profonde satisfaction. Pour ceux qui découvrent cette expérience, elle peut sembler intimidante, mais rappelez-vous que la clé réside dans la confiance, la patience et la volonté d'explorer. Commencez par un esprit ouvert et un corps détendu.

Tout d'abord, il est essentiel de créer un environnement confortable et tranquille. Un éclairage ambiant, une musique douce et un cadre chaleureux peuvent créer une ambiance qui vous aidera à vous détendre physiquement et mentalement. Le confort aide à diminuer la tension initiale ou l'appréhension que vous pouvez avoir à explorer votre point P.

Commencez par des techniques de relaxation de base. Les exercices de respiration peuvent réduire considérablement l'anxiété. Prenez des respirations profondes et mesurées et laissez votre corps s'installer dans un état de calme. Cette pratique peut également vous aider à vous mettre à l'écoute des réactions de votre corps, ce qui vous rendra plus conscient des sensations subtiles lorsque vous commencerez votre exploration.

La lubrification n'est pas négociable lorsqu'il s'agit de la stimulation du point P. Utilisez une quantité généreuse de lubrifiant à base d'eau ou d'eau de mer. Utilisez une quantité généreuse de lubrifiant à base d'eau ou de silicone pour garantir des mouvements fluides et confortables. La zone anale ne s'autolubrifie pas, il est donc essentiel de la lubrifier abondamment pour assurer le confort et la sécurité.

Lorsque vous vous sentez prêt, vous pouvez commencer par masser doucement le périnée, la zone sensible située entre le scrotum et l'anus. Cela peut servir d'échauffement, améliorer la circulation sanguine et augmenter l'excitation. C'est une bonne introduction aux sensations qui vous attendent.

L'utilisation initiale de votre doigt peut vous donner un meilleur contrôle et une meilleure idée de ce avec quoi vous êtes à l'aise. Insérez lentement et délicatement un doigt lubrifié dans l'anus en faisant un mouvement de "va-et-vient" vers le nombril. Avec de la patience et une approche douce, vous sentirez la prostate, une glande de la taille d'une noix située à environ 2 pouces à l'intérieur. Elle peut ressembler à une bosse ferme et arrondie.

La patience est essentielle. Ne vous précipitez pas ; prenez votre temps pour explorer les différentes textures et pressions qui vous semblent agréables. Certaines personnes peuvent ressentir une poussée de plaisir immédiate, tandis que pour d'autres, il faut un peu plus de temps et d'exploration pour trouver le bon endroit. Il s'agit d'un parcours personnel, et il n'y a pas deux expériences identiques.

Introduisez les jouets progressivement. Les masseurs de prostate, les perles anales ou les plugs fessiers spécialement conçus pour la stimulation du point P peuvent améliorer l'expérience une fois que vous êtes à l'aise avec l'exploration manuelle. Choisissez des produits fabriqués dans des matériaux sans danger pour le corps, comme le silicone de qualité médicale. Commencez par des tailles plus petites et augmentez progressivement au fur et à mesure que vous gagnez en confiance et que vous vous familiarisez avec les sensations.

Incorporez des vitesses et des pressions variées. Changez le rythme de vos effleurements et de vos mouvements pour découvrir ce qui intensifie votre plaisir. Certains préfèrent une pression constante et régulière, tandis que d'autres ont envie d'une sensation plus dynamique et pulsée. Écoutez votre corps et ajustez-le en conséquence.

Stimuler simultanément d'autres zones érogènes peut amplifier votre expérience. Combinez la stimulation du point P avec une stimulation manuelle du pénis ou un jeu avec les mamelons. Ces sensations doubles peuvent créer une expérience plus intense et plus agréable, conduisant souvent à des orgasmes plus puissants.

Expérimentez différentes positions. S'allonger sur le dos, les genoux pliés et les jambes écartées peut faciliter l'accès. D'autres trouveront plus de confort et de contrôle en s'accroupissant. Chaque position offre un angle et une pression uniques sur le point P, alors trouvez ce qui convient le mieux à votre corps.

Mettez l'accent sur la relaxation et la pleine conscience. Plus votre corps est détendu, plus il vous sera facile de profiter de la stimulation du point P. La pleine conscience peut vous aider à profiter pleinement de la stimulation. La pleine conscience peut vous aider à ressentir pleinement chaque sensation et à rester en phase avec ce que vous ressentez le mieux.

Il est essentiel de rester hydraté et d'être conscient des limites de votre corps. La surstimulation peut entraîner des malaises, alors si vous avez l'impression que quelque chose ne va pas, n'hésitez pas à faire une pause ou à vous arrêter. Il est essentiel d'écouter et de respecter les signaux de votre corps.

L'utilisation d'un miroir peut être utile pour comprendre visuellement le processus. Il peut confirmer que vous approchez les bonnes zones et que vous appliquez la pression appropriée. Cette aide visuelle peut être particulièrement utile aux débutants qui ne sont pas sûrs de leur technique.

Journaliser vos expériences peut être bénéfique. Le fait de consigner ce qui a fonctionné, ce qui n'a pas fonctionné et la façon dont les différentes techniques ont été ressenties peut fournir des indications pour les sessions futures. Avec le temps, vous affinerez votre technique et découvrirez de nouvelles voies vers le plaisir.

Le développement de l'excitation mentale parallèlement à la stimulation physique peut approfondir l'expérience globale. Les fantasmes, la littérature érotique ou les stimuli visuels peuvent accroître votre excitation et synchroniser votre esprit avec les sensations que votre corps éprouve.

Comprenez qu'atteindre un orgasme par la stimulation du point P peut ne pas se produire immédiatement. Ce processus peut nécessiter de l'entraînement et une meilleure compréhension de votre corps. Célébrez les petites victoires et appréciez le voyage sans vous fixer sur le point final.

En fin de compte, l'objectif est la découverte de soi et le plaisir accru qui en découle. Respectez votre rythme et reconnaissez que chaque pas en avant est un pas vers une plus grande intimité avec vous-même. La maîtrise de ces techniques demande du temps, de la patience et un esprit d'exploration, mais le voyage est immensément gratifiant.

Chapitre 12:
Stimulation du point G pour les couples

Explorer la stimulation du point G en tant que couple peut renforcer l'intimité et la confiance, en transformant le plaisir physique en un voyage de découverte partagé. Grâce à une communication ouverte et à une compréhension mutuelle, les partenaires peuvent plonger ensemble dans cette forme de plaisir et découvrir de nouveaux niveaux de connexion et d'excitation. Envisagez d'expérimenter différentes positions afin de déterminer ce qui convient le mieux aux deux partenaires, en mettant l'accent sur le confort et le consentement afin de créer un espace sûr. Au fur et à mesure de vos explorations, vous remarquerez que le point G ne se contente pas d'ajouter des sensations physiques, mais qu'il approfondit également les liens émotionnels, ouvrant ainsi la voie à une relation plus épanouissante et plus aimante.

Améliorer l'intimité par le jeu du point G

Lorsqu'il s'agit d'approfondir la connexion entre les partenaires, la stimulation du point G offre une voie unique et puissante. Le point G, une zone sensible et souvent insaisissable, est bien plus qu'une structure physique ; il sert de pont intime, encourageant des liens émotionnels et physiques profonds entre les partenaires.

Explorer le point G ensemble exige une ouverture d'esprit et une communication claire. Il ne s'agit pas seulement d'une exploration physique, mais aussi d'une vulnérabilité émotionnelle. Les couples qui se lancent dans cette exploration constateront que la communication qu'elle exige peut les rapprocher, en favorisant un profond sentiment de confiance et d'intimité. Le fait de partager ouvertement ses désirs intimes et ses limites crée les bases d'expériences agréables et d'une croissance intime.

Les premières étapes du jeu du point G pour les couples commencent souvent par l'exploration et l'apprentissage. Prendre le temps de comprendre cette zone sensible, de la localiser et d'expérimenter différentes formes de toucher peut être à la fois éducatif et érotique. Les partenaires peuvent commencer par des touchers doux et exploratoires, en augmentant progressivement la pression et en expérimentant diverses techniques. Ce processus permet de découvrir ce qui est le plus agréable pour le partenaire qui reçoit.

Créer une atmosphère confortable et invitante améliore l'expérience. Un éclairage doux, une musique apaisante et un cadre chaleureux et accueillant peuvent jouer un rôle important dans la relaxation des deux partenaires. L'état d'esprit de chacun peut grandement influencer le plaisir physique, c'est pourquoi il est essentiel de donner la priorité à la relaxation et au confort. Une attitude détendue et ouverte ouvre la voie à des sensations et à un plaisir plus profonds.

Les commentaires encourageants pendant le jeu du point G sont essentiels. Les partenaires doivent se sentir autorisés à exprimer leurs préférences, leurs aversions et leurs niveaux d'intensité. Le renforcement positif et l'adaptation aux signaux de l'autre permettent une expérience sur mesure, maximisant le plaisir et la connexion.

Les techniques physiques sont cruciales pour améliorer l'intimité grâce à la stimulation du point G. Les couples peuvent explorer différentes positions pour trouver la meilleure façon d'atteindre leur but. Les couples peuvent explorer différentes positions pour trouver celle qui leur convient le mieux. Les positions qui permettent un accès facile et des angles confortables, comme la position du missionnaire ou de la cuillère, peuvent faciliter une stimulation plus efficace du point G. Les couples peuvent aussi expérimenter des variantes de ces positions. L'expérimentation de variantes de ces positions peut offrir des sensations différentes et permettre une pénétration plus profonde et un meilleur accès au point G.

L'utilisation de jouets spécialement conçus pour la stimulation du point G peut également ajouter de la variété et accroître le plaisir. Les godemichés incurvés, les vibromasseurs et d'autres jouets peuvent fournir une stimulation ciblée et introduire de nouvelles sensations. Lors de l'introduction de jouets, il est important de maintenir la communication et de rassurer votre partenaire sur le fait que son confort et son plaisir sont primordiaux. L'utilisation de jouets doit être une décision mutuelle, ce qui renforce la nature collaborative de l'expérience.

La confiance mutuelle et le consentement sont les pierres angulaires de toute exploration intime. Des limites doivent être établies et respectées. En cas d'inconfort ou de douleur, il est important d'arrêter immédiatement et d'aborder les problèmes ou les ajustements nécessaires. Le respect des limites de l'autre garantit que l'expérience reste positive et enrichissante.

Les couples qui pratiquent le jeu du point G déclarent souvent que cela renforce leur relation au-delà de la chambre à coucher. Le processus d'exploration et de découverte du corps de l'autre peut conduire à une plus grande intimité, à une meilleure communication et à un sentiment de partenariat plus profond. Les expériences partagées contribuent à une relation sexuelle plus riche et plus satisfaisante et peuvent se traduire par une connexion émotionnelle plus profonde.

Pour vraiment améliorer l'intimité grâce au jeu du point G, il est crucial de l'intégrer dans un éventail plus large de liens sexuels et émotionnels. Combinée à d'autres activités intimes telles que les baisers, les caresses et les affirmations verbales, la stimulation du point G devient un élément d'une approche holistique de l'approfondissement de l'intimité. Les préliminaires et les soins ultérieurs, y compris les touchers doux et les gestes affectueux, jouent un rôle important en encadrant l'expérience dans un contexte d'amour et de tendresse.

En conclusion, l'amélioration de l'intimité par le jeu du point G est un voyage à multiples facettes qui implique la découverte physique, l'ouverture émotionnelle et le respect mutuel. Il s'agit d'une occasion unique pour les couples de se connecter à un niveau plus profond, de renforcer la confiance et d'améliorer leur relation globale. Avec une communication claire, un cadre confortable et la volonté d'explorer, les couples peuvent éprouver une joie profonde et une grande proximité grâce à la stimulation du point G.

La stimulation du point G est un moyen d'améliorer l'intimité des couples et de renforcer leur confiance.

Communication et positionnement

Dans l'exploration de la stimulation du point G en tant que couple, la communication est votre base. Un dialogue honnête et ouvert ouvre la voie à des expériences à la fois agréables et profondément enrichissantes. Commencez par discuter de vos désirs, de vos limites et de toute expérience passée susceptible d'influencer votre approche actuelle. Cela peut être aussi simple que de partager ce qui vous intrigue ou aussi détaillé que de définir le type de toucher qui vous fait du bien. L'essentiel est de créer un espace sûr où les deux partenaires se sentent écoutés et respectés.

Avant de plonger dans les aspects physiques, asseyez-vous ensemble et ayez une conversation franche. Parlez de ce que vous cherchez à obtenir de l'exploration du point G. Cherchez-vous à approfondir votre intimité, à explorer de nouvelles formes de plaisir, ou peut-être les deux ? L'établissement d'objectifs mutuels permet d'harmoniser vos efforts et de gérer les attentes. Une discussion ouverte sur les niveaux de confort, le consentement et les mots sûrs n'est pas négociable, ce qui vous permet à tous les deux de vous détendre et de profiter pleinement de l'expérience.

N'oubliez pas que la communication n'est pas un événement ponctuel, mais un processus continu. Prenez des nouvelles l'un de l'autre avant, pendant et après vos séances. Posez des questions telles que: "Qu'est-ce que tu ressens ?" ou "Aimerais-tu que j'essaie quelque chose de différent ?" Les commentaires de votre partenaire sont inestimables et vous aideront à affiner votre technique pour un maximum de plaisir.

Une fois que vous avez établi une base solide de communication, il est temps d'envisager la position. La bonne position peut faire toute la différence pour trouver et stimuler le point G. Le confort est primordial. Le confort est primordial, alors réfléchissez aux positions qui vous permettent à tous les deux de vous détendre et de maintenir le type de contact que vous recherchez.

Une position populaire pour la stimulation du point G est le classique "missionnaire" avec une touche d'originalité. Surélevez les hanches de votre partenaire à l'aide d'un oreiller, ce qui permet d'incliner le bassin pour une pénétration plus profonde et un accès plus facile au point G. Cet ajustement peut sembler mineur, mais il permet d'améliorer la qualité de la pénétration. Cet ajustement peut sembler mineur, mais il peut considérablement améliorer la sensation pour le partenaire qui reçoit. Une autre position polyvalente est le "style chien", qui permet une pénétration plus profonde et un accès plus facile au point G à partir d'un angle différent. Pour les couples qui préfèrent le contact face à face, la position du "spooning" peut être intime et confortable. Cette position permet un rythme doux et contrôlé et la possibilité de faire des ajustements facilement. Elle offre également l'avantage de pouvoir stimuler le clitoris simultanément, ce qui peut donner lieu à des orgasmes mixtes, améliorant ainsi l'expérience globale.

L'expérimentation fait partie du plaisir, alors n'ayez pas peur d'essayer différents angles et différentes positions. Vous découvrirez peut-être qu'un déplacement subtil de vos corps fait toute la différence en termes de sensations. Votre confort et votre connexion en tant que couple devraient guider votre exploration, vous permettant de trouver ce qui convient le mieux à vos deux partenaires.

L'utilisation de jouets peut également être un moyen excitant d'explorer la stimulation du point G. Communiquez ouvertement sur les jouets que vous aimeriez utiliser et sur les raisons qui vous poussent à le faire. Les deux partenaires doivent se sentir à l'aise et enthousiastes face à ces choix. Les jouets tels que les vibrateurs du point G ou les godemichés incurvés peuvent ajouter une nouvelle dimension au plaisir et permettre une stimulation précise. Discutez et décidez ensemble du moment opportun pour introduire les jouets, et donnez toujours la priorité au confort et au consentement.

Que vous utilisiez des jouets ou que vous vous en remettiez uniquement à des techniques manuelles, le rythme et la pression jouent un rôle crucial dans la stimulation du point G. Adoptez une approche cohérente mais adaptable: commencez par une pression douce et augmentez-la progressivement si vous vous sentez à l'aise. Le niveau optimal de pression varie d'une personne à l'autre, c'est pourquoi il est essentiel de communiquer en permanence pendant l'acte. Encouragez votre partenaire à s'exprimer ou à utiliser des signaux non verbaux pour vous guider.

Après votre exploration, prenez le temps de faire le point ensemble. Cette communication après le jeu peut être incroyablement intime et instructive. Discutez de ce qui a fonctionné, de ce qui n'a pas fonctionné et de ce que chacun d'entre vous a ressenti. Le feedback est un cadeau qui peut guider vos sessions futures et vous aider à vous rapprocher en tant que couple.

Lorsque les deux partenaires sont engagés dans cette boucle de communication continue, cela favorise une connexion émotionnelle plus profonde. Vous ne partagez pas seulement le plaisir physique, mais aussi la confiance, la vulnérabilité et le respect mutuel. Cette connexion s'étend au-delà de la chambre à coucher et peut renforcer votre relation de manière profonde.

N'oubliez pas que le but ultime est le plaisir mutuel et une intimité plus profonde. Il n'y a pas d'urgence ni de but précis à atteindre. Appréciez le voyage, célébrez les succès et tirez les leçons des difficultés rencontrées. La force de votre relation réside dans la façon dont vous communiquez et gérez ces moments intimes ensemble, créant ainsi une connexion plus épanouissante tant sur le plan sexuel qu'émotionnel.

En résumé, l'intersection de la communication et du positionnement dans la stimulation du point G est le point où le plaisir physique rencontre l'intimité émotionnelle. En privilégiant un dialogue honnête, en expérimentant des positions et en restant ouvert aux commentaires, vous et votre partenaire pouvez cultiver une relation sexuelle plus riche et plus épanouissante.

La stimulation du point G est un moyen de créer une relation plus riche et plus épanouissante, à la fois sur le plan sexuel et émotionnel.

Chapitre 13:
La stimulation du point P pour les couples

La stimulation du point P en tant que couple est un moyen puissant d'approfondir votre connexion émotionnelle et physique. Plus qu'une simple technique, il s'agit de cultiver la confiance, la curiosité et une communication franche avec votre partenaire. Lorsque vous explorez ensemble ce territoire intime, vous ouvrez la porte à de nouveaux domaines de plaisir et de compréhension mutuelle. La stimulation du point P en partenariat nécessite de la patience, une approche attentive et une ouverture d'esprit pour expérimenter et partager les limites et les désirs de l'autre. Chaque toucher et chaque exploration ne font pas qu'améliorer l'expérience sensorielle, ils tissent également une toile de confiance et de proximité qui renforce votre lien. Embrassez le voyage ensemble, et laissez-le enrichir votre relation intime d'une manière que vous n'auriez jamais imaginée.

La vie en couple, c'est la vie.

Techniques en partenariat

La stimulation du point P, ou stimulation de la prostate, peut être une expérience profondément enrichissante pour les couples qui l'abordent avec une confiance et une curiosité mutuelles. Il ne s'agit pas seulement d'un acte physique ; cela nécessite de l'empathie, de la communication et la volonté d'explorer les limites et les désirs de l'autre. Comprendre les techniques de stimulation du point P en partenariat peut améliorer l'intimité, apporter de nouveaux niveaux de plaisir et renforcer votre relation.

Avant de plonger dans les techniques spécifiques, il est crucial de créer un environnement où les deux partenaires se sentent en sécurité et à l'aise. Une discussion préalable sur les limites, les goûts et les aversions peut ouvrir la voie à une expérience plus ouverte et plus agréable. Profitez de ce moment pour parler de ce que vous avez envie d'explorer et de ce que vous voudriez éviter. Établissez un mot ou un signal de sécurité pour vous assurer que l'un ou l'autre de vos partenaires peut faire part de son inconfort ou de son besoin d'arrêter à tout moment.

La préparation est essentielle. Assurez-vous que vous êtes tous deux détendus et dans le bon état d'esprit. Les préliminaires peuvent être incroyablement bénéfiques, car ils aident les deux partenaires à se détendre et à être plus à l'écoute de leur corps respectif. Un massage mutuel, un baiser profond ou d'autres formes de préliminaires peuvent contribuer à éliminer tout sentiment d'anxiété et à rendre l'expérience plus agréable pour les deux partenaires.

L'une des techniques de base pour la stimulation du point P par un partenaire est l'exploration manuelle. Commencez par vous laver les mains et assurez-vous que vos ongles sont bien coupés et lisses pour éviter toute gêne. L'utilisation d'un lubrifiant à base d'eau est essentielle pour une expérience confortable et agréable. Encouragez votre partenaire à trouver une position relaxante et sécurisante, par exemple en s'allongeant sur le dos, les genoux pliés ou à quatre pattes.

Commencez par masser doucement la zone autour de l'anus pour aider votre partenaire à se détendre. Insérez lentement et prudemment un doigt lubrifié, en tenant compte du degré de confort de votre partenaire. Une fois à l'intérieur, faites un mouvement de va-et-vient pour localiser le point P, qui se trouve généralement à environ deux pouces le long de la paroi avant du rectum. La communication est essentielle au cours de ce processus, alors vérifiez constamment que votre partenaire apprécie les sensations et se sent à l'aise.

Une autre technique efficace consiste à incorporer des jouets conçus pour la stimulation du point P. Des jouets tels que les masseurs de prostate peuvent être utilisés pour stimuler la prostate. Les jouets tels que les masseurs de prostate peuvent offrir une stimulation plus cohérente et plus ciblée que les techniques manuelles seules. Lorsque vous choisissez un jouet, recherchez ceux qui sont spécifiquement conçus pour le jeu avec la prostate, avec une forme incurvée ou angulaire qui cible le point P de manière efficace. Utilisez toujours beaucoup de lubrifiant et introduisez le jouet lentement, en donnant à votre partenaire le temps de s'adapter à la nouvelle sensation.

L'utilisation d'un masseur vibrant pour la prostate peut ajouter une couche supplémentaire de stimulation. Ces appareils ont souvent plusieurs réglages, ce qui vous permet de trouver l'intensité de vibration qui convient le mieux à votre partenaire. L'expérimentation de différents rythmes et intensités peut conduire à une grande variété de sensations agréables. Comme pour la stimulation manuelle, la communication est essentielle. La stimulation du point P peut également être combinée à d'autres formes de plaisir pour une expérience encore plus intense. La stimulation simultanée du pénis ou du périnée avec le jeu du point P peut conduire à des orgasmes puissants et mélangés. Vous pouvez utiliser votre main libre, un jouet ou même un vibrateur pour fournir une stimulation supplémentaire. Soyez attentif à la façon dont votre partenaire réagit aux différentes combinaisons et intensités de stimuli.

Pour de nombreux couples, l'intégration de la stimulation du point P dans leur routine sexuelle peut renforcer leur lien émotionnel. L'exploration du corps d'un partenaire d'une manière aussi intime et vulnérable exige un degré élevé de confiance et une communication ouverte. Ce sont ces mêmes éléments qui constituent la base d'une relation forte et saine. Profitez de cette occasion pour vous rapprocher de votre partenaire à un niveau émotionnel plus profond.

L'après-soin est une partie importante de l'expérience. Après avoir terminé, prenez le temps de vous câliner, de vous serrer l'un contre l'autre et de parler de ce que vous avez apprécié. Cela peut contribuer à consolider l'expérience positive et à donner aux deux partenaires un sentiment de satisfaction et de connexion émotionnelle. Le fait de discuter de ce qui a bien fonctionné et des zones d'inconfort peut également contribuer à améliorer les expériences futures.

N'oubliez pas que toutes les séances ne se dérouleront pas parfaitement, et c'est normal. L'exploration de la stimulation du point P en partenariat consiste à apprendre et à grandir ensemble. Abordez chaque expérience avec un esprit ouvert et une volonté d'adaptation. En communiquant et en expérimentant continuellement, vous trouverez les techniques qui vous conviennent le mieux en tant que couple.

En fin de compte, l'objectif des techniques de stimulation du point P en partenariat est d'améliorer le plaisir sexuel et l'intimité émotionnelle entre vous et votre partenaire. Il s'agit d'un voyage permanent de découverte et de confiance, qui peut donner des résultats incroyables, tant dans la chambre à coucher qu'en dehors. Prenez donc votre temps, communiquez ouvertement et savourez le voyage ensemble.

Créer la confiance et la connexion

La confiance et la connexion constituent le fondement de toute relation intime. Lorsqu'il s'agit d'explorer la stimulation du point P pour les couples, ces éléments deviennent encore plus vitaux. Le jeu du point P exige un niveau de vulnérabilité et d'ouverture que beaucoup peuvent trouver intimidant au début, mais les récompenses, tant émotionnelles que physiques, valent bien l'effort. En d'autres termes, l'instauration de la confiance et de la connexion consiste à créer un espace sûr où les deux partenaires se sentent à l'aise pour explorer ensemble de nouveaux domaines de plaisir.

D'abord et avant tout, une communication ouverte et honnête prépare le terrain pour une exploration réussie du point P. Il s'agit de discuter des limites, des attentes et des désirs de chacun. Discuter des limites, des attentes et des désirs n'est pas seulement une étape préliminaire, c'est une conversation permanente. Il est important de comprendre que le niveau de confort de chacun peut évoluer au fil du temps et que ce qui est consensuel et agréable un jour peut ne pas l'être le lendemain. En prenant régulièrement des nouvelles l'un de l'autre, les deux partenaires peuvent s'assurer que leurs expériences sont agréables et sans pression.

Un moyen pratique d'instaurer la confiance est de partager la vulnérabilité. Il n'est pas rare que la stimulation du point P suscite toute une gamme d'émotions, allant du plaisir intense à des sentiments inattendus d'intimité ou même d'inconfort. Lorsque les deux partenaires parlent ouvertement de leurs expériences et de leurs émotions, ils peuvent s'apporter mutuellement le soutien nécessaire pour gérer ces sensations complexes. Cette ouverture mutuelle peut approfondir le lien émotionnel, transformant l'exploration du point P en un acte de confiance plutôt qu'en un simple plaisir physique.

Il est également utile d'établir un mot ou un signal de sécurité avant de plonger dans toute forme de jeu avec le point P. Cela garantit que l'un ou l'autre des partenaires peut interrompre le jeu. Cela permet à l'un ou l'autre des partenaires d'interrompre immédiatement l'activité si quelque chose ne va pas. Le fait de savoir que vous avez le pouvoir d'arrêter peut vous aider à vous détendre et à vous immerger totalement dans l'expérience, ce qui favorise un sentiment de sécurité.

Cela peut à son tour renforcer le plaisir et la connexion émotionnelle pendant la stimulation du point P.

Créer un environnement confortable et accueillant est un autre aspect essentiel de la création d'un climat de confiance. Pensez à la façon dont vous pouvez créer l'ambiance: un éclairage tamisé, une musique douce et peut-être l'aromathérapie peuvent tous contribuer à une atmosphère relaxante qui aide à réduire l'anxiété. Lorsque l'environnement est sûr et accueillant, il est plus facile d'abandonner les réserves et de se concentrer sur le plaisir mutuel. Veillez à ce que tous les articles nécessaires, tels que le lubrifiant et les serviettes propres, soient à portée de main afin d'éviter toute interruption susceptible de casser l'ambiance.

La patience est cruciale. Il est essentiel de procéder lentement et d'écouter les signaux de l'autre. Il ne s'agit pas seulement d'être prêt physiquement, mais aussi émotionnellement. Parfois, le corps ne réagit pas aussi rapidement que prévu, mais c'est tout à fait normal. La volonté de prendre le temps de comprendre et de respecter le rythme de l'autre témoigne d'une attention et d'une considération qui renforcent la relation.

N'oublions pas l'importance de l'après-congé. Il s'agit de prendre le temps de se rapprocher et de communiquer après la fin de l'exploration. Il peut s'agir de se faire des câlins, de parler de ce que vous avez tous deux apprécié et même de discuter de ce qui pourrait être amélioré la prochaine fois. Le suivi renforce le lien de confiance et réaffirme que la connexion émotionnelle est tout aussi importante que la connexion physique.

Parlons maintenant des affirmations et du renforcement positif. Complimentez-vous mutuellement, non seulement sur la performance physique, mais aussi sur le courage et la confiance dont vous avez fait preuve tout au long de l'expérience. Reconnaissez et appréciez les efforts déployés par chaque partenaire pour s'engager dans cette forme d'intimité profondément personnelle. Le renforcement positif consolide la connexion et stimule la confiance, ce qui rendra les futurs jeux avec le point P encore plus agréables. Renseignez-vous sur l'anatomie, les techniques et les expériences du point P auprès de sources fiables. Regarder des vidéos éducatives ou même participer à des ateliers permet de mieux comprendre et de renforcer la confiance. Partager ce parcours d'apprentissage permet non seulement d'accroître les connaissances, mais aussi de cimenter un sentiment de partenariat et de respect mutuel.

Incorporer l'aspect ludique dans l'expérience. L'humour peut être un excellent moyen d'atténuer les tensions ou les maladresses. Une approche légère peut rendre le processus agréable et moins intimidant, favorisant ainsi un sentiment d'aisance et de connexion. Le rire, après tout, est l'un des meilleurs moyens de construire l'intimité.

La préparation mentale et émotionnelle joue un rôle important dans l'évolution de la confiance et de la connexion. Prendre le temps de méditer, de pratiquer la pleine conscience ou de s'engager dans d'autres activités préparatoires peut aider à centrer les deux partenaires, les rendant plus présents l'un pour l'autre. La clarté mentale obtenue grâce à ces pratiques peut créer une expérience plus épanouissante et plus connectée.

En conclusion, l'établissement de la confiance et de la connexion n'est pas un effort ponctuel, mais un processus continu. Au cours de votre exploration commune du point P, n'oubliez pas que votre lien émotionnel est l'outil le plus puissant de votre arsenal. Une communication ouverte, une vulnérabilité partagée, la patience, le suivi et le respect mutuel vous aideront à créer non seulement une expérience agréable, mais aussi une relation de confiance et de connexion profonde. L'investissement que vous faites dans le confort et la joie de l'autre vous reviendra décuplé, enrichissant vos vies intimes d'une manière que vous n'auriez peut-être jamais imaginée.

La communication est un outil de communication très important.

Chapitre 14:
Combiner la stimulation du point G et du clitoris

La combinaison de la stimulation du point G et du clitoris peut être une expérience transformatrice, unissant le plaisir interne profond à l'extase externe du clitoris. Pour parvenir à cet équilibre harmonieux, il est essentiel de communiquer ouvertement avec votre partenaire ou d'être à l'écoute des réactions uniques de votre corps si vous explorez en solo. Commencez par des mouvements doux et délibérés, à la fois internes et externes, en créant un rythme intuitif. La synergie entre les sensations du point G et du clitoris peut augmenter l'excitation, ce qui conduit souvent à des orgasmes puissants et mélangés qui résonnent à plusieurs niveaux. La clé est d'expérimenter et d'être patient, en laissant les réactions naturelles de votre corps guider le processus. Avec de l'entraînement et du dévouement, la combinaison de ces techniques peut approfondir l'intimité et améliorer considérablement le plaisir global.

Techniques pour des orgasmes mixtes

La combinaison de la stimulation du point G et du clitoris peut conduire à des orgasmes intenses et profondément satisfaisants. Combiner ces deux puissantes formes de stimulation n'est pas seulement une question de technique ; il s'agit également de comprendre et de s'adapter aux réactions uniques de votre corps. Ce processus nécessite de la patience, de l'exploration et une communication ouverte, que vous jouiez en solo ou en couple.

L'une des approches fondamentales pour obtenir des orgasmes mixtes consiste à synchroniser différents types de toucher. Commencez par explorer le point G en exerçant une pression douce et rythmée à l'aide de vos doigts ou d'un jouet spécialement conçu à cet effet. Parallèlement, intégrez la stimulation clitoridienne en effectuant de légers mouvements circulaires ou en utilisant un jouet vibrant. La synchronisation des sensations internes et externes peut créer une puissante montée du plaisir, conduisant à un orgasme plus intense et plus satisfaisant.

Le choix du moment joue un rôle essentiel dans l'obtention d'un orgasme mixte. Il ne s'agit pas seulement de stimuler simultanément le point G et le clitoris, mais aussi de savoir quand augmenter ou diminuer l'intensité de chaque type de stimulation. Écoutez les signaux de votre corps. Au fur et à mesure que l'excitation monte, vous constaterez peut-être que l'alternance entre la stimulation du point G et celle du clitoris permet de maintenir le plaisir et d'éviter la surstimulation. Le flux et le reflux des sensations maintiennent l'expérience dynamique et engageante.

L'expérimentation de différentes positions peut également améliorer votre expérience. Pour le jeu en solo, s'allonger sur le dos avec un oreiller sous les hanches permet de surélever le bassin, ce qui facilite l'accès et la stimulation du point G tout en permettant l'accès au clitoris. Pour les couples, des positions comme le missionnaire ou le cowgirl permettent une stimulation simultanée. Dans la position missionnaire, un jouet ou la main de votre partenaire peut se concentrer sur le point G tandis que le clitoris est stimulé. En cowgirl, le fait de se frotter au bassin de votre partenaire peut stimuler le clitoris tandis qu'un doigt ou un jouet cible le point G.

La pleine conscience et la relaxation sont tout aussi importantes. Le cerveau est un organe puissant dans la réponse sexuelle, et des pratiques telles que la respiration profonde ou la méditation peuvent vous aider à rester présent, à réduire l'anxiété et à augmenter le plaisir. Laissez tomber toute idée préconçue sur la façon dont l'expérience "devrait" se dérouler et accueillez l'authenticité de vos sensations.

La communication est essentielle lors de l'exploration des orgasmes mixtes avec un partenaire. En exprimant clairement vos préférences et vos réactions, vous permettez à votre partenaire de faire les bons ajustements en temps réel. N'oubliez pas que ce qui vous semble incroyable un jour peut être différent le lendemain. Un voyage d'exploration commun peut renforcer l'intimité et la confiance, rendant l'expérience plus gratifiante pour les deux parties.

L'introduction de jouets dans votre routine peut également ajouter une nouvelle dimension à la stimulation mixte. Un vibrateur à double stimulation, conçu pour cibler simultanément le point G et le clitoris, peut changer la donne. Expérimentez différents réglages et intensités pour trouver ce qui vous convient le mieux. Pour les couples, l'utilisation de jouets télécommandés peut ajouter un élément de surprise et de contrôle, créant ainsi une connexion ludique et intime.

La lubrification est un élément essentiel à l'obtention d'orgasmes mixtes. Une lubrification adéquate assure le confort et peut améliorer les sensations de la stimulation du point G et du clitoris. Investissez dans un lubrifiant de haute qualité, sans danger pour le corps, et appliquez-le généreusement. Renouvelez l'application au besoin pour maintenir le confort et le plaisir sans friction.

Tandis que vous explorez ces techniques, il est essentiel de rester patient et de faire preuve de compassion envers vous-même. L'exploration sexuelle est un voyage, et les résultats peuvent varier d'une fois à l'autre. Ne précipitez pas le processus. Permettez-vous de savourer le voyage et de célébrer les petites victoires en cours de route.

Parfois, le chemin vers un orgasme mixte peut être tout aussi satisfaisant que la destination.

Enfin, tenez compte du contexte émotionnel de vos expériences sexuelles. L'intimité n'est pas seulement une question de sensations physiques, mais aussi de proximité et de connexion émotionnelles. Cultivez un environnement où vous vous sentez en sécurité, aimant et acceptant. L'intimité émotionnelle peut renforcer le plaisir physique, rendant l'expérience des orgasmes mixtes encore plus profonde et satisfaisante.

En combinant la stimulation du point G et du clitoris, vous ouvrez la porte à de nouvelles dimensions du plaisir. Les techniques décrites ici servent de guide pour vous aider à naviguer dans cette danse complexe. N'oubliez pas que le plus important est d'être à l'écoute de votre corps, de communiquer ouvertement avec votre partenaire et de donner la priorité au plaisir et à la connexion. Avec de la pratique et de la patience, les orgasmes mixtes peuvent devenir une partie importante de votre répertoire sexuel, enrichissant vos expériences intimes et approfondissant votre connexion avec vous-même et votre partenaire.

Les orgasmes mixtes sont une forme de plaisir.

Améliorer le plaisir global

Lorsqu'il s'agit de combiner la stimulation du point G et du clitoris, les possibilités d'améliorer le plaisir global sont immenses et passionnantes. Cette synergie peut conduire à ce qui est souvent décrit comme des orgasmes mixtes, où les sensations des deux zones érogènes s'amplifient et s'harmonisent, créant une expérience plus profonde et plus satisfaisante. Il ne s'agit pas seulement d'atteindre un orgasme, mais aussi d'explorer les profondeurs de votre potentiel sexuel et d'enrichir vos relations intimes.

D'abord, comprenons pourquoi la combinaison de ces formes de stimulation peut conduire à un plaisir si intense. Le point G, une zone sensible située sur la paroi avant du vagin, réagit à une pression ferme et constante. Le clitoris, dont la structure est très nerveuse, réagit quant à lui à des effleurements plus légers et rythmés. Lorsque ces stimulations se produisent simultanément, elles peuvent créer une tension agréable et une accumulation d'énergie qui se transforme en une libération plus profonde. Cette interaction de sensations peut stimuler diverses voies du cerveau, ce qui conduit à des orgasmes plus complets et plus satisfaisants.

Une approche pratique pour améliorer le plaisir global consiste à alterner entre le point G et le clitoris. Cela permet d'anticiper et d'intensifier les sensations. Par exemple, commencez par une stimulation clitoridienne douce pour vous réveiller et vous exciter, puis passez à un massage plus direct du point G. Au fur et à mesure que l'intensité augmente, alternez le massage du point G et le massage du clitoris. Au fur et à mesure que l'intensité augmente, l'alternance entre les deux permet de maintenir l'excitation et d'éviter l'engourdissement ou la surstimulation de l'une ou l'autre zone.

Pour ceux qui expérimentent les jouets, les appareils à double stimulation peuvent être particulièrement efficaces. Ces jouets sont conçus spécifiquement pour cibler simultanément le point G et le clitoris, ce qui permet une exploration mains libres qui peut conduire à des orgasmes mains libres. Lors du choix de ces jouets, il est essentiel de tenir compte de la taille, de la forme et des modes de vibration pour trouver ce qui est le plus confortable et le plus agréable. Nombreux sont ceux qui trouvent qu'une combinaison de vibrations pulsées pour le clitoris et de pressions constantes pour le point G fait des merveilles. Par exemple, un partenaire peut utiliser ses doigts ou un jouet pour stimuler le point G tout en utilisant simultanément sa langue ou un autre jouet sur le clitoris. La communication est essentielle à cet égard ;

les signaux verbaux et le langage corporel peuvent aider votre partenaire à comprendre quelles sont les techniques les plus efficaces et comment ajuster la pression et la vitesse. Ce voyage partagé ne consiste plus seulement à atteindre l'orgasme, mais aussi à approfondir l'intimité et la confiance.

Bien entendu, l'expérience globale ne se limite pas aux techniques physiques. L'esprit joue un rôle important dans le plaisir sexuel. La création d'un environnement détendu et chargé d'émotions peut grandement améliorer les sensations procurées par la stimulation combinée du point G et du clitoris. Préparez le terrain avec un éclairage tamisé, une musique douce et peut-être même des bougies parfumées pour faire appel à tous vos sens. Plus vous vous sentirez à l'aise et excitée, plus votre corps sera réceptif à la double stimulation.

En outre, l'expérimentation de différentes positions peut également améliorer le plaisir général. Les positions qui permettent d'accéder facilement au point G et au clitoris sont idéales. En solo, vous pouvez vous allonger sur le dos avec des oreillers qui soutiennent le bas du dos pour augmenter l'angle d'accès au point G tout en utilisant une main ou un jouet pour la stimulation clitoridienne. Pour les couples, la position du missionnaire peut être adaptée, la femme étant allongée sur le dos et l'homme légèrement incliné pour pouvoir atteindre le point G avec ses doigts lors de la poussée. L'ajout d'un vibromasseur peut encore améliorer cette expérience.

Enfin, ne sous-estimez pas le pouvoir de la concentration mentale et de la pleine conscience. Se concentrer sur les sensations que vous éprouvez et laisser tomber les distractions peut améliorer considérablement votre plaisir global. Des techniques comme la visualisation guidée ou la respiration profonde peuvent vous aider à rester présent et à amplifier votre plaisir. Le concept de la pleine conscience dans les rapports sexuels, souvent appelé "sexe conscient", vous encourage à vous engager pleinement dans le moment présent, ce qui augmente la satisfaction physique et émotionnelle.

Le voyage vers un plaisir exquis grâce à la stimulation combinée du point G et du clitoris est unique à chaque individu et à chaque couple. Il s'agit d'une exploration personnelle qui fait appel à la créativité, à la communication et à l'ouverture d'esprit. Le chemin peut impliquer quelques essais et erreurs, mais avec de la patience et un sens de l'aventure, les récompenses sont profondément gratifiantes. Qu'il s'agisse d'une exploration en solitaire ou de moments partagés avec un partenaire, cette combinaison offre un potentiel illimité pour améliorer votre expérience sexuelle.

Chapitre 15:
Combiner la stimulation du point P et du pénis

S'engager dans la voie de la combinaison de la stimulation du point P et du pénis peut débloquer une tapisserie enrichie de satisfaction sexuelle et d'intimité profonde. Cette double approche tire parti de la sensibilité profonde de la prostate tout en sollicitant simultanément le plaisir tactile robuste du pénis, créant ainsi une symphonie de sensations qui résonnent dans tout le corps. En synchronisant soigneusement les mouvements rythmiques et la pression, manuellement ou à l'aide de jouets, vous pouvez explorer l'équilibre exquis qui maximise le plaisir. La communication avec votre partenaire, ou l'harmonisation attentive lors de l'exploration en solo, est essentielle pour assurer le confort et l'exaltation, transformant l'expérience en une pratique profondément gratifiante. Au fur et à mesure que les techniques s'affinent et que la confiance mutuelle s'approfondit, le potentiel d'orgasmes immensément satisfaisants s'élargit, offrant un sentiment accru de connexion et d'épanouissement. Ce chapitre est conçu pour vous guider à travers les techniques et les considérations permettant d'atteindre ce double plaisir, rendant vos moments intimes plus excitants et profondément gratifiants.

Techniques pour le double plaisir

Explorer le double plaisir en combinant la stimulation du point P et du pénis offre une voie unique vers une satisfaction sexuelle accrue. L'exploration simultanée des deux domaines peut améliorer considérablement le plaisir global et favoriser une connexion plus profonde avec son partenaire ou soi-même. Cette approche comprend un mélange de techniques manuelles, l'utilisation stratégique de jouets sexuels et la compréhension de la synergie entre ces deux zones de plaisir.

En commençant par les techniques manuelles, il est essentiel de reconnaître la valeur de la préparation et de la communication. Pour les activités en couple, il est essentiel d'établir la confiance et d'exprimer clairement les désirs et les limites. Les deux parties doivent se sentir à l'aise, ce qui contribue à créer un environnement réceptif à la double stimulation. Pour les jeux en solo, la relaxation mentale et un état d'excitation accru facilitent une exploration plus profonde.

Le processus commence souvent par une stimulation graduelle et douce, axée sur la relaxation et l'augmentation de la circulation sanguine dans la région pelvienne. La stimulation manuelle du pénis, telle qu'une légère caresse ou une légère pression, peut être intégrée au massage rythmique du point P, en utilisant un doigt bien lubrifié pour presser et caresser dans un mouvement lent et délibéré. La clé est ici la synchronisation. Trouver un rythme qui combine harmonieusement ces actions peut conduire à un plaisir intense et à des orgasmes potentiellement puissants.

Pour en venir aux jouets, le monde moderne offre une variété d'instruments conçus pour permettre de combiner sans problème la stimulation du point P et du pénis. Les appareils à double action qui répondent spécifiquement à ces expériences peuvent cibler les deux points de plaisir simultanément. Par exemple, certains masseurs de prostate sont équipés de stimulateurs externes qui peuvent vibrer à différentes intensités, ajoutant ainsi aux sensations ressenties lors de la stimulation du point P. L'association de ces stimulateurs et d'un anneau pénien peut maintenir le niveau d'excitation à un niveau élevé et puissant. Les positions qui offrent un accès facile au point P tout en permettant une stimulation manuelle ou assistée par un jouet sont les plus efficaces. S'allonger sur le dos avec les jambes soulevées ou ramener les genoux sur la poitrine peut offrir des angles optimaux pour une double stimulation. Les partenaires peuvent trouver du succès en plaçant l'un d'entre eux sur le dessus, manipulant les deux zones avec facilité, assurant un contact soutenu et une pression réglable.

Les techniques de respiration jouent un rôle crucial dans l'optimisation du double plaisir. Une respiration profonde et régulière permet de répartir les sensations dans tout le corps, d'accroître la conscience du présent et d'améliorer l'expérience. Encouragez les partenaires à synchroniser leur respiration, ce qui favorise un lien émotionnel et physique plus profond. Ce rythme partagé peut amplifier le plaisir des deux parties.

La pleine conscience et l'engagement conscient peuvent transformer l'expérience d'un simple acte de plaisir en une rencontre intime enrichissante. Le fait d'être à l'écoute de ses propres réactions corporelles et des signaux de son partenaire permet de cultiver une connexion sensorielle plus profonde. Ce niveau de présence permet d'identifier le moment exact où de légers ajustements peuvent propulser le plaisir à son paroxysme. Le contact visuel et les affirmations verbales pendant le processus permettent d'approfondir l'intimité et d'accroître la satisfaction mutuelle.

En outre, l'alternance entre les techniques et les sensations rend l'expérience dynamique et captivante. Passer d'une pression douce à une pression ferme, ou fluctuer la vitesse et le rythme de la stimulation, permet d'éviter la désensibilisation et de maintenir le plaisir à son apogée. La variété favorise un sentiment d'anticipation et un engagement continu, rendant chaque séance unique et excitante.

La combinaison de la stimulation du point P et du pénis n'est pas seulement une question d'actes physiques ; c'est une rencontre enrichie d'une intimité émotionnelle et d'une exploration mutuelle. Discutez de ce qui vous fait du bien, partagez vos fantasmes et restez ouvert à l'expérimentation de nouvelles techniques. La communication est fondamentale, qu'il s'agisse de signaux verbaux, du langage corporel ou de l'expression du plaisir et du consentement.

Enfin, les soins après la rencontre sont aussi importants que l'expérience elle-même. Les soins après la rencontre, qui font appel au toucher intime, aux affirmations et à la relaxation partagée, favorisent un sentiment de sécurité et une connexion profonde. Réfléchir ensemble à l'expérience, discuter de ce qui a bien fonctionné et de ce qui pourrait être amélioré, encourage un voyage continu de découverte et de satisfaction mutuelle.

L'obtention d'un double plaisir par l'engagement simultané du point P et de la stimulation pénienne offre une voie profonde vers une intimité renforcée et une satisfaction orgasmique. Cela nécessite un équilibre entre une technique minutieuse, une présence attentive et une communication ouverte. Lorsqu'elle est abordée avec soin et créativité, cette pratique peut élever l'expérience sexuelle à des dimensions nouvelles et inexplorées.

Maximiser la satisfaction sexuelle

La combinaison de la stimulation du point P et du pénis offre une expérience unique et profondément satisfaisante pour ceux qui sont prêts à l'explorer et à l'expérimenter. La clé réside dans la compréhension de la synergie entre ces deux puissantes formes de plaisir. Le point P et le pénis procurent tous deux des sensations intenses, mais distinctes. Lorsqu'ils sont stimulés ensemble, ils peuvent s'amplifier mutuellement, créant des vagues d'extase qui se répercutent sur tout le corps.

L'art de maximiser la satisfaction sexuelle grâce à cette double approche nécessite une communication ouverte, de la patience et la volonté d'explorer. Que vous exploriez en solo ou avec un partenaire, il est essentiel de commencer par un état d'esprit détendu et ouvert. Prenez le temps de comprendre votre corps ou celui de votre partenaire, vos préférences et votre niveau de confort. L'établissement d'un environnement sûr et confortable facilitera des niveaux plus profonds de plaisir et de connexion.

Le positionnement joue un rôle essentiel dans la combinaison de la stimulation du point P et du pénis. L'anatomie de chaque personne est unique, et trouver le bon angle et la bonne méthode peut nécessiter quelques essais et erreurs. Expérimentez différentes positions pour découvrir ce qui vous convient le mieux. Par exemple, la position du "cow-boy" ou du "cow-boy inversé" peut offrir une stimulation directe du point P tout en permettant différents angles de plaisir pénien. De même, les positions qui impliquent de soulever les hanches ou d'utiliser des oreillers pour se soutenir peuvent rendre les deux formes de stimulation plus accessibles et plus agréables.

Lorsque l'on pratique une stimulation combinée, il est essentiel de tenir compte du rythme et de la pression. Certains préféreront une pression douce et constante sur le point P tout en variant la vitesse et la technique de stimulation du pénis. D'autres apprécieront l'alternance entre une stimulation intense et ciblée et des effleurements plus doux et plus diffus. La communication, qu'elle soit verbale ou non verbale, permet de guider l'expérience et de s'assurer que les deux parties sont parfaitement à l'écoute des besoins et des désirs de l'autre.

La lubrification est un autre élément essentiel pour obtenir une satisfaction maximale. L'anus ne produit pas naturellement de lubrifiant. Il est donc essentiel d'utiliser un lubrifiant de bonne qualité, sans danger pour le corps, afin de réduire les frottements et d'améliorer le confort. Le choix du bon lubrifiant peut faire une grande différence ; les lubrifiants à base d'eau sont polyvalents et conviennent à la plupart des jouets, tandis que les lubrifiants à base de silicone assurent une lubrification plus durable.

L'incorporation de jouets peut encore améliorer l'expérience de la combinaison de la stimulation du point P et du pénis. Les masseurs de prostate, les perles anales vibrantes et les jouets à double stimulation sont conçus pour cibler le point P avec précision, tout en permettant une stimulation manuelle ou orale du pénis. Des jouets de haute qualité et bien conçus peuvent accroître les sensations et ajouter une nouvelle dimension à l'expérience.

Les techniques de respiration et de relaxation peuvent considérablement améliorer l'expérience. Contrôler sa respiration permet de rester en contact avec son corps et les sensations ressenties. Une respiration profonde et rythmée peut également intensifier les orgasmes et aider à maintenir l'excitation plus longtemps. Pratiquez la pleine conscience, en restant présent dans l'instant et en vous concentrant sur les plaisirs qui parcourent votre corps. Cela peut amplifier la satisfaction physique et émotionnelle.

La satisfaction sexuelle n'est pas seulement une question d'aspects physiques, mais aussi d'intimité émotionnelle. En partageant cette expérience, vous pouvez approfondir votre relation avec votre partenaire et créer un lien qui va au-delà de l'aspect physique. Prenez le temps, avant, pendant et après, de vous connecter, de partager vos sentiments et de réfléchir à l'expérience. Une telle ouverture et une telle vulnérabilité peuvent favoriser la confiance et l'intimité, enrichissant ainsi votre relation et vos expériences sexuelles. Discutez de vos fantasmes et de vos désirs avec votre partenaire, et explorez les jeux de rôle ou d'autres formes d'exploration érotique. En vous laissant aller à la créativité et à l'aventure, vous pourrez faire de nouvelles découvertes et mieux comprendre les plaisirs de l'autre.

Les soins après le jeu sont tout aussi importants que le jeu lui-même. Passez du temps ensemble à vous détendre, à vous câliner et à parler de l'expérience. Ce suivi permet d'intégrer les sensations physiques aux connexions émotionnelles, en veillant à ce que les deux partenaires se sentent valorisés et pris en charge. Il favorise un sentiment de proximité et de satisfaction qui persiste longtemps après que les sensations physiques se soient estompées.

En conclusion, l'optimisation de la satisfaction sexuelle par la combinaison de la stimulation du point P et du pénis est une démarche profondément personnelle et gratifiante. Il nécessite de l'intention, de la communication et une volonté d'explorer des territoires inexplorés du plaisir. En intégrant ces pratiques à votre vie intime, vous pouvez découvrir de nouveaux domaines d'extase et approfondir les liens physiques et émotionnels.

N'oubliez pas que la satisfaction sexuelle est une expérience dynamique et évolutive. Restez curieux et n'ayez pas peur d'essayer de nouvelles choses et de revisiter vos vieilles habitudes. Plus vous comprendrez et apprécierez la danse complexe entre le point P et la stimulation pénienne, plus vos moments intimes seront profonds et satisfaisants. Profitez du voyage et embrassez les possibilités illimitées du plaisir.

Chapitre 16:
Sécurité et hygiène pour la stimulation du point G

Assurer la sécurité et maintenir une hygiène correcte pendant la stimulation du point G est essentiel pour une expérience agréable et saine. Commencez par vous laver soigneusement les mains et par nettoyer le dessous de vos ongles pour éviter la propagation des bactéries. L'utilisation d'un lubrifiant à base d'eau de haute qualité peut améliorer le confort et réduire les frottements, ce qui est particulièrement important car les tissus vaginaux sont sensibles. Veillez à nettoyer soigneusement les jouets avant et après utilisation, en suivant les instructions du fabricant, généralement à l'aide d'un savon doux et d'eau tiède. Envisagez d'utiliser des préservatifs ou des housses de jouets pour plus de propreté, surtout si vous partagez vos jouets. Enfin, soyez à l'écoute de votre corps et ne forcez jamais une activité qui vous cause de la douleur ou de l'inconfort. En accordant la priorité à la propreté et à la sécurité, vous pouvez faire en sorte que vos expériences soient à la fois agréables et sans souci.

Les meilleures pratiques en matière de propreté

S'assurer de la propreté est primordial lorsqu'on pratique la stimulation du point G. Une bonne hygiène favorise non seulement un environnement sain, mais peut également améliorer l'expérience globale, la rendant plus agréable et sans souci. Une bonne hygiène favorise non seulement un environnement sain et sûr, mais peut également améliorer l'expérience globale, la rendant plus agréable et sans souci. L'objectif est de comprendre et d'adopter ces pratiques afin de préparer le terrain pour une exploration intime en toute confiance.

Avant de plonger dans la mécanique, la première étape de la propreté est l'hygiène des mains. Commencez toujours par vous laver soigneusement les mains à l'eau chaude et au savon. Cela peut sembler élémentaire, mais des mains propres peuvent empêcher l'introduction de bactéries et contribuer à éviter des infections potentielles. Pensez à couper et à limer vos ongles pour éviter toute égratignure accidentelle ou tout inconfort pendant l'exploration.

Parlons maintenant des outils et des jouets utilisés pour la stimulation du point G. Que vous utilisiez vos doigts, un jouet spécialement conçu ou une combinaison des deux, la propreté est cruciale. Si vous utilisez des jouets, lavez-les avant et après chaque utilisation avec de l'eau et du savon doux ou un nettoyant pour jouets. Vérifiez toujours les directives du fabricant en matière d'entretien pour garantir la longévité et la sécurité de vos outils.

L'utilisation d'un préservatif sur les jouets peut ajouter une couche supplémentaire de propreté, en particulier si vous partagez des jouets entre partenaires ou entre orifices. Les préservatifs peuvent aider à prévenir la propagation des bactéries et sont faciles à changer entre les utilisations, ce qui en fait une option pratique pour maintenir l'hygiène.

Les lubrifiants jouent un rôle important dans la stimulation du point G. Ils améliorent non seulement le plaisir, mais réduisent également les risques d'infection. Non seulement ils augmentent le plaisir, mais ils réduisent également le risque de friction et d'inconfort. Cependant, tous les lubrifiants ne se valent pas. Optez pour des lubrifiants à base d'eau ou de silicone, exempts de produits chimiques et de parfums nocifs. Renouvelez l'application au besoin pour maintenir une expérience douce et agréable.

En ce qui concerne les lubrifiants, il est essentiel de les conserver correctement. Veillez à ce qu'ils soient conservés dans un endroit frais et sec, hermétiquement fermé et à l'abri de la lumière directe du soleil. Les lubrifiants périmés doivent être jetés, car ils peuvent perdre leur efficacité et abriter des bactéries. Vérifiez toujours la date de péremption avant d'utiliser un produit.

Le positionnement est un autre élément à prendre en compte pour la propreté. Un environnement propre, comme une serviette ou un drap fraîchement lavé, peut faire une grande différence. Cela permet non seulement de créer un espace hygiénique, mais aussi de faciliter le nettoyage par la suite. Pensez à avoir des mouchoirs ou des lingettes humides à portée de main en cas de besoin immédiat.

Pour celles qui ont leurs règles, l'hygiène vaginale devient encore plus cruciale. Certaines se sentent à l'aise pour explorer pendant leurs règles, tandis que d'autres préfèrent attendre. Si vous décidez de stimuler le point G pendant vos règles, l'utilisation d'une coupe menstruelle peut vous aider à minimiser les dégâts et à garder la zone plus propre. N'oubliez pas de nettoyer soigneusement la coupe conformément aux instructions du fabricant avant et après son utilisation.

On ne saurait trop insister sur la communication entre les partenaires. Discuter ouvertement de la propreté, des limites et des niveaux de confort permet d'instaurer la confiance et de faire en sorte que les deux parties se sentent en sécurité et respectées. Ce dialogue peut également porter sur les allergies ou les sensibilités de l'un ou l'autre partenaire à certains produits ou matériaux.

Un autre aspect souvent négligé est l'hygiène après le jeu. Après toute séance de stimulation du point G, il est essentiel de se laver correctement. Uriner après une activité sexuelle permet d'éliminer les bactéries qui ont pu pénétrer dans l'urètre, réduisant ainsi le risque d'infection urinaire. Prenez le temps de laver la région génitale avec de l'eau tiède et un savon doux et non parfumé pour enlever tout lubrifiant ou fluide corporel.

L'adoption d'une routine de propreté peut devenir une partie intégrante de vos pratiques personnelles et de celles de votre partenaire. Comme pour tout autre aspect de l'exploration intime, plus vous êtes à l'écoute de ces pratiques, plus elles deviennent une seconde nature, vous permettant de vous concentrer uniquement sur la joie et la connexion de l'expérience.

Enfin, considérez l'aspect mental de la propreté. Le fait de se sentir en sécurité dans ses pratiques d'hygiène peut atténuer l'anxiété et vous aider à rester présent. Un esprit clair et détendu contribue à une expérience plus satisfaisante et plus agréable, alignant le corps et l'esprit dans la danse de la découverte intime.

En résumé, le maintien de la propreté n'est pas seulement une question d'étapes physiques ; il s'agit aussi de favoriser un état d'esprit de soin et de respectâ pour vous-même et pour votre partenaire. En adoptant ces bonnes pratiques, vous créez un environnement sûr, accueillant et agréable, propice à l'exploration du monde riche et gratifiant de la stimulation du point G.

La propreté n'est pas seulement une question de gestes physiques.

Problèmes de sécurité courants

Lorsqu'il s'agit de stimulation du point G, la sécurité et l'hygiène sont primordiales. Si l'exploration de cette zone unique peut être immensément gratifiante, il est essentiel de comprendre les risques potentiels et de savoir comment les atténuer efficacement. La prise de conscience et la préparation peuvent prévenir l'inconfort, les infections et les blessures, garantissant ainsi que l'expérience reste agréable et sans danger.

La première chose à prendre en compte est l'hygiène personnelle. Avant toute forme de stimulation du point G, assurez-vous que les deux partenaires ont les mains propres. Lavez-vous soigneusement les mains à l'eau et au savon afin de minimiser le risque d'introduire des bactéries dans le canal vaginal. Cette étape est cruciale, car le vagin est un environnement délicat qui peut facilement se déséquilibrer.

Les ongles coupés sont un autre petit détail important. Les ongles pointus ou déchiquetés peuvent provoquer des micro-abrasions dans les parois vaginales, entraînant une gêne et une infection potentielle. Investir dans une bonne lime à ongles et prendre quelques minutes pour arrondir les angles peut faire une grande différence. En outre, pensez à porter des gants en nitrile ou en latex ; ils offrent une protection supplémentaire et sont particulièrement utiles si l'un des deux partenaires a des ongles longs.

Il est également essentiel d'utiliser un lubrifiant de haute qualité, sans danger pour le corps. La zone vaginale ne produit pas toujours une lubrification naturelle suffisante, en particulier au début de l'excitation. Un bon lubrifiant réduit les frottements, évite les irritations et rend l'expérience plus agréable. Optez pour des lubrifiants à base d'eau, car ils sont généralement sûrs et compatibles avec la plupart des jouets et des préservatifs.

En ce qui concerne les jouets, l'utilisation de produits fabriqués à partir de matériaux sans danger pour le corps n'est pas négociable. La silicone, le verre et l'acier inoxydable sont d'excellents choix parce qu'ils sont non poreux et faciles à nettoyer. Évitez les jouets en gelée ou en caoutchouc, car ces matériaux peuvent abriter des bactéries, même après nettoyage. Nettoyez toujours les jouets avant et après chaque utilisation avec un nettoyant approprié afin de maintenir une hygiène optimale.

Un autre aspect crucial est la compréhension des limites de la douleur et du plaisir. Écoutez votre corps et communiquez ouvertement avec votre partenaire. La frontière entre l'inconfort et le plaisir peut parfois être floue, mais l'essentiel est d'éviter de dépasser votre zone de confort. Si vous ressentez une douleur, arrêtez-vous immédiatement et réévaluez la situation. La douleur est la façon dont votre corps vous indique que quelque chose ne va pas.

Il est également essentiel d'être attentif aux réactions allergiques potentielles. Certaines personnes sont sensibles à certains types de lubrifiants ou de matériaux utilisés dans les jouets sexuels. Testez les nouveaux produits sur une petite partie de votre peau ou utilisez des produits hypoallergéniques pour éviter toute réaction indésirable. La dernière chose que vous souhaitez, c'est d'être confronté à des démangeaisons ou à des irritations lors d'un moment aussi intime.

Pour ceux qui utilisent des jouets pour la stimulation du point G, soyez prudent quant à leur conception et à leur fonctionnalité. Évitez les produits aux formes complexes ou aux textures rugueuses si vous êtes novice dans ce type de jeu. Les modèles plus simples sont plus faciles à manipuler et à nettoyer, ce qui réduit le risque de blessure et de prolifération bactérienne. Lisez les critiques et choisissez des produits de marques réputées.

Le rangement de vos articles de bien-être sexuel mérite également une attention particulière. Conservez les jouets dans un endroit frais et sec, à l'abri de la lumière directe du soleil. De nombreux produits sont livrés avec leur propre pochette de rangement, idéale pour maintenir la propreté. Inspectez régulièrement vos jouets pour détecter tout signe d'usure ; les jouets endommagés doivent être remplacés immédiatement pour éviter des blessures potentielles.

Utilisez toujours un préservatif sur tout jouet qui sera utilisé à l'intérieur, en particulier si vous le partagez entre partenaires. Cette pratique permet non seulement de préserver l'hygiène, mais aussi de réduire le risque d'infections sexuellement transmissibles (IST). Les préservatifs créent une barrière supplémentaire, ajoutant une couche de sécurité à votre intimité.

Enfin, il est important d'être conscient de toute condition médicale qui pourrait être exacerbée par la stimulation du point G. Des affections telles que les maladies inflammatoires pelviennes (MIP), le vaginisme ou des interventions chirurgicales récentes nécessitent une réflexion approfondie et peut-être même une consultation avec un professionnel de la santé avant de s'adonner à des jeux sur le point G. Dans de tels cas, les conseils d'un professionnel peuvent offrir des recommandations personnalisées pour garantir une expérience sans danger.

En conclusion, bien que la stimulation du point G puisse être un voyage excitant et gratifiant de découverte sexuelle, la compréhension des problèmes de sécurité courants et la prise de mesures proactives peuvent garantir que l'expérience est à la fois sûre et agréable. Donnez la priorité à l'hygiène, utilisez du matériel sans danger pour le corps et communiquez ouvertement avec votre partenaire. Votre voyage vers la stimulation du point G sera d'autant plus enrichissant qu'il sera abordé avec soin et attention.

Sync.

Chapitre 17:
Sécurité et hygiène pour la stimulation du point P

Lorsqu'il s'agit d'explorer la stimulation du point P, la sécurité et l'hygiène sont primordiales pour garantir une expérience agréable et confortable. Les conseils d'hygiène essentiels commencent par un nettoyage minutieux des mains et des jouets qui seront utilisés. Utilisez de l'eau chaude et un savon antimicrobien pour prévenir les infections. De même, la communication est essentielle ; discuter des niveaux de confort et des limites avec votre partenaire permet d'éviter les malentendus et les accidents. La lubrification est essentielle pour la stimulation du point P afin d'éviter toute gêne ou déchirure potentielle ; optez pour des lubrifiants à base d'eau de haute qualité. Les soins après l'acte ne doivent pas non plus être négligés: un rinçage en douceur et des paroles rassurantes peuvent rendre l'expérience plus intime et plus agréable. En accordant la priorité à l'hygiène et à la sécurité, vous posez des bases solides pour un plaisir à la fois physique et émotionnel.

Conseils d'hygiène essentiels

Lorsque l'on explore le domaine profondément satisfaisant de la stimulation du point P, il est de la plus haute importance de maintenir une hygiène correcte. Cela permet non seulement d'améliorer l'expérience globale, mais aussi d'assurer la sécurité et le confort de votre partenaire et de vous-même. L'hygiène n'est pas seulement une question de propreté ; il s'agit de créer un espace accueillant et sûr, exempt d'infections potentielles ou d'inconfort.

L'anus et le rectum peuvent abriter des bactéries, et l'utilisation d'outils et de techniques propres permet de minimiser les risques. Avant de vous lancer dans l'exploration du point P, préparez-vous en adoptant quelques pratiques essentielles. Tout d'abord, lavez-vous soigneusement les mains. Ce geste simple est souvent sous-estimé, mais il est incroyablement efficace pour prévenir l'introduction de bactéries.

Par la suite, réfléchissez aux jouets ou aux objets que vous prévoyez d'utiliser pour votre exploration. Ils doivent être soit jetables, soit fabriqués dans des matériaux non poreux tels que le silicone, le verre ou l'acier inoxydable. Ces matériaux sont plus faciles à nettoyer et moins susceptibles d'abriter des bactéries. Veillez à ce que chaque jouet soit nettoyé avant et après utilisation avec de l'eau chaude et du savon doux ou avec un produit de nettoyage pour jouets. Évitez de partager vos jouets, mais si vous devez le faire, utilisez un préservatif comme barrière pour ajouter une couche supplémentaire de sécurité.

En ce qui concerne les préservatifs, leur utilisation ne se limite pas aux rapports sexuels avec le pénis ou le vagin. Les préservatifs peuvent couvrir efficacement les jouets ou les doigts utilisés pour la stimulation du point P. Ils aident à garder le tout propre, ce qui permet aux deux parties de se sentir plus à l'aise. Ils permettent de garder le tout propre, ce qui vous permet à tous les deux de vous immerger pleinement dans le moment sans vous soucier de l'hygiène.

Un autre aspect essentiel est la lubrification. L'anus se lubrifie naturellement, c'est pourquoi il est essentiel d'utiliser généreusement un lubrifiant de qualité, sans danger pour le corps. Il réduit les frottements, qui peuvent déchirer les tissus délicats et créer des micro-abrasions susceptibles de devenir des lieux de reproduction pour les bactéries. Lorsque vous choisissez un lubrifiant, optez pour des options à base d'eau ou de silicone. Les lubrifiants à base d'huile peuvent dégrader le matériau de certains jouets et préservatifs, ce dont il faut tenir compte.

Pour ceux qui intègrent le jeu du point P dans leur routine habituelle, des préparatifs plus poussés peuvent s'avérer nécessaires. Certaines personnes choisissent de procéder à un nettoyage rectal (communément appelé lavement) avant la stimulation du point P. Bien que cela ne soit pas obligatoire, il s'agit d'un moyen d'améliorer la qualité de vie. Bien que cela ne soit pas obligatoire, c'est une étape qui peut améliorer le confort et la confiance. Si vous décidez de faire un lavement, utilisez de l'eau tiède et soyez doux pour éviter d'irriter ou d'endommager les tissus sensibles de l'anus. Soyez attentif aux signaux de votre corps et arrêtez-vous si vous ressentez de l'inconfort.

Il est également utile de couper et de limer vos ongles s'ils font partie de votre boîte à outils pour l'exploration du point P. Les bords tranchants ou dentelés peuvent être une source d'inconfort. Les bords tranchants ou dentelés peuvent causer des égratignures involontaires ou une gêne. Une paire d'ongles propres, coupés et limés témoigne d'une attention et d'une considération pour votre expérience ou celle de votre partenaire. Le port d'un gant en latex ou en nitrile peut constituer une barrière supplémentaire, favorisant la propreté et réduisant le risque de transmission de bactéries.

Créer un environnement où l'hygiène est une priorité permet non seulement de réduire les risques physiques, mais aussi de favoriser une atmosphère de confiance et de détente. Une communication ouverte avec votre partenaire sur toutes les facettes de l'expérience, y compris l'hygiène, renforce le lien émotionnel et ouvre la voie à un voyage plus agréable. Si vous pratiquez en solo, l'intégration de ces conseils d'hygiène ajoute une couche supplémentaire de soin et de respect pour vous-même et votre corps.

N'oubliez pas de prendre en compte les soins après la séance, une partie cruciale du processus d'hygiène. Une fois la séance intime terminée, vous et votre partenaire devez prendre le temps de vous nettoyer. Il s'agit de laver les parties génitales et anales afin d'éliminer tout lubrifiant, sueur ou autre fluide corporel. Pour éviter toute irritation, il est préférable de procéder à un lavage en douceur avec de l'eau chaude et un savon doux et non parfumé. Veillez à ce que tout ce qui a été utilisé pendant la séance, y compris les draps ou les serviettes, soit nettoyé pour éviter toute infection potentielle ou odeur désagréable.

Enfin, tenez compte de votre hygiène de vie générale. Un régime alimentaire équilibré et une bonne hydratation favorisent un système digestif plus sain, ce qui contribue à la propreté générale et à la facilité du jeu du point P. L'exercice régulier et un bon équilibre mental favorisent également le développement d'un système digestif sain. Une activité physique régulière et un bon équilibre mental vous aideront également à explorer votre sexualité. En restant informé et en adoptant une approche holistique, l'hygiène devient une partie intégrante et sans effort de la stimulation du point P.

Alors que vous naviguez dans le paysage complexe du plaisir, les mesures stratégiques que vous prenez pour assurer la propreté peuvent amplifier la joie, la connexion et la satisfaction que vous retirez de la stimulation du point P. En intégrant ces conseils d'hygiène essentiels à votre pratique, vous créez une expérience sûre, respectueuse et profondément intime qui célèbre à la fois le corps et l'esprit.

Répondre aux questions de sécurité

Lorsqu'il s'agit de stimulation du point P, la sécurité est souvent la première préoccupation de nombreux individus et couples. Il est tout à fait naturel de se poser des questions, et chercher des réponses est une étape judicieuse pour améliorer vos expériences intimes en toute sécurité. Nous allons analyser certains des problèmes de sécurité les plus urgents et proposer des solutions pratiques et scientifiquement fondées.

L'une des principales préoccupations de beaucoup est le risque de blessure. La prostate est une glande sensible et, bien qu'elle puisse procurer un plaisir immense, il est essentiel d'aborder la stimulation avec prudence. Si l'on utilise trop de force ou si l'on néglige de communiquer, on risque de ressentir de l'inconfort, voire de se blesser légèrement. Commencez toujours lentement, en utilisant une lubrification suffisante. Le lubrifiant à base de silicone a tendance à durer plus longtemps et peut rendre l'expérience beaucoup plus douce. En outre, une communication attentive avec votre partenaire peut garantir que les deux parties restent à l'aise et apprécient l'expérience.

Une autre question fréquente porte sur le risque d'infections. Le point P étant accessible par l'anus, le maintien de l'hygiène n'est pas négociable. Avant tout jeu, assurez-vous que l'anus et la zone environnante sont parfaitement nettoyés. L'utilisation d'une douche anale peut s'avérer utile pour les personnes particulièrement soucieuses de la propreté. Veillez à nettoyer les jouets avant et après utilisation avec un savon antibactérien ou un nettoyant spécifique pour les jouets afin de réduire le risque d'infection.

Certains s'inquiètent de l'introduction de bactéries de l'anus dans l'urètre, en particulier lors de l'utilisation de masseurs prostatiques ou de doigts. Cette inquiétude peut être atténuée par l'utilisation de préservatifs sur les jouets ou les doigts, par le changement de préservatif lorsque l'on passe d'une zone du corps à l'autre et par un lavage soigneux des mains. Ces pratiques contribuent de manière significative à la prévention des infections et rendent l'expérience plus confortable pour tous les participants.

Pour les personnes qui découvrent la stimulation du point P, l'idée d'insérer des objets dans l'anus peut être déstabilisante en raison de la peur de les perdre à l'intérieur. Pour y remédier, choisissez toujours des jouets dont la base ou la poignée est évasée. Cette conception empêche le jouet d'être complètement inséré, ce qui permet une expérience sûre et sans inquiétude. En outre, opter pour des jouets fabriqués à partir de matériaux sans danger pour le corps, tels que le silicone, l'acier inoxydable ou le verre, permet également de minimiser les risques pour la santé.

On n'insistera jamais assez sur la lubrification. L'anus ne produit pas de lubrification naturelle, contrairement à la zone vaginale. L'utilisation d'un lubrifiant insuffisant peut entraîner une friction inconfortable et des microdéchirures potentielles, ce qui augmente le risque d'infections et d'autres complications. L'application généreuse d'un lubrifiant de haute qualité peut faire toute la différence et garantir une expérience agréable et sûre.

Le confort mental est un autre aspect essentiel. Il est normal d'éprouver un certain degré d'anxiété ou d'hésitation lorsqu'on explore de nouvelles facettes du plaisir sexuel. La communication et la confiance entre les partenaires peuvent atténuer une grande partie de cette appréhension. Le fait de discuter des limites, des mots de sécurité et des préférences avant de commencer peut favoriser un environnement plus détendu. N'oubliez pas que toute exploration doit être enthousiaste et consensuelle.

Le risque de surstimulation mérite d'être souligné. Le point P, lorsqu'il est stimulé, peut produire des sensations intenses. Bien que celles-ci puissent être excitantes, une stimulation excessive peut entraîner une sensibilité ou même un inconfort par la suite. La modération est de mise. Soyez attentif aux signaux de votre corps et faites des pauses si nécessaire. En prévoyant des périodes de repos, vous vous assurez que chaque séance est non seulement agréable, mais aussi durable pour les explorations futures.

Il est important d'être conscient des réactions normales de votre corps et de comprendre ce qui est typique pour vous. Toute douleur inhabituelle, tout inconfort prolongé ou tout saignement ne doit pas être ignoré. Dans de tels cas, il est conseillé d'arrêter l'activité et de consulter un professionnel de la santé. Un suivi proactif peut aider à résoudre les problèmes potentiels avant qu'ils ne s'aggravent.

Les praticiens de la santé sexuelle insistent souvent sur l'importance d'effectuer des examens réguliers, en particulier pour les personnes qui pratiquent le jeu anal. Ces visites permettent de détecter rapidement toute infection ou affection et d'avoir l'esprit tranquille. N'hésitez pas à aborder la question de la stimulation du point P lors de votre consultation, car un professionnel bien informé pourra vous donner des conseils personnalisés et vous rassurer.

Pour les personnes souffrant de problèmes médicaux spécifiques, tels que des hémorroïdes ou des fissures anales, il est essentiel de consulter un médecin avant d'essayer la stimulation du point P. Ces problèmes peuvent compliquer le processus et entraîner une perte de temps. Ces affections peuvent compliquer le processus et entraîner des problèmes de santé plus graves si elles ne sont pas prises en charge correctement. Votre médecin peut vous donner des conseils adaptés à votre situation et vous suggérer des moyens sûrs de profiter de la stimulation du point P.

Un dernier élément à prendre en compte est l'aspect psychologique et émotionnel de la stimulation du point P. Les sentiments de honte ou d'embarras peuvent également être ressentis. Les sentiments de honte ou de gêne, souvent liés à des tabous culturels, peuvent entraver l'expérience. Il est essentiel de reconnaître et d'aborder ces émotions. Les ressources éducatives, les communautés de soutien et les dialogues ouverts avec les partenaires peuvent contribuer à lever ces barrières, permettant ainsi une exploration plus épanouissante et positive.

Chapitre 18:
Surmonter les défis courants
de la stimulation du point G

Lorsque l'on explore la stimulation du point G, il est normal de rencontrer quelques obstacles, mais savoir comment les surmonter peut transformer une frustration potentielle en un plaisir profond. L'inconfort peut provenir de facteurs tels qu'une mauvaise technique, la tension ou même des barrières émotionnelles. Pour y remédier, commencez par communiquer avec votre partenaire et votre propre corps. Veillez à ce que la relaxation soit au premier plan - utilisez une respiration profonde et créez un environnement confortable. Varier la pression et les angles peut également faire une différence significative ; parfois, il s'agit de découvrir la bonne nuance qui transforme l'inconfort en plaisir. L'amélioration du plaisir passe par une combinaison de patience, d'exploration en douceur et d'attention à ce que l'on ressent dans l'instant. En donnant la priorité à l'attention et à la tendresse, le voyage vers le bonheur du point G devient une expérience plus gratifiante et moins intimidante.

S'attaquer à l'inconfort

Il n'est pas rare de ressentir un certain niveau d'inconfort lors de l'exploration de la stimulation du point G. Pour de nombreuses personnes, le voyage peut comporter des obstacles physiques et émotionnels. Pour beaucoup, ce voyage peut comporter des obstacles physiques et émotionnels. Il est essentiel de comprendre la nature de cette gêne. Il peut résulter de divers facteurs, tels qu'un manque d'excitation, une lubrification insuffisante ou simplement une méconnaissance des sensations ressenties.

L'une des causes les plus immédiates de l'inconfort peut être une lubrification insuffisante. Le vagin est un écosystème dynamique et autorégulé, et ses niveaux de lubrification naturelle peuvent varier en fonction des cycles hormonaux, du stress et de l'hydratation. L'utilisation d'un lubrifiant de haute qualité, sans danger pour le corps, est essentielle. Les lubrifiants peuvent améliorer les sensations et réduire les frottements qui sont souvent à l'origine de l'inconfort. Pour les personnes sensibles à certains ingrédients, recherchez des lubrifiants exempts de glycérine et de parabènes.

Un autre facteur courant est le manque de détente. La relaxation est essentielle, car la tension musculaire dans la région pelvienne peut rendre la stimulation du point G inconfortable. Donnez la priorité à la création d'un environnement relaxant. Pensez à un éclairage tamisé, à une musique apaisante et peut-être à un bain chaud au préalable pour vous aider à vous détendre. Les exercices de respiration peuvent également s'avérer très utiles. Une respiration profonde et diaphragmatique aide à détendre les muscles du plancher pelvien et favorise un état de relaxation dans tout le corps.

Penchons-nous sur la position. Certaines positions sexuelles facilitent l'accès au point G tout en minimisant l'inconfort. En solo, s'allonger sur le dos avec les genoux pliés et les jambes écartées peut apporter confort et contrôle. Avec un partenaire, essayez des positions où vous pouvez contrôler la profondeur et le rythme, comme la position de la cow-girl. Une communication claire avec votre partenaire est essentielle ; faites-lui savoir ce qui est agréable et ce qui ne l'est pas.

L'état de préparation émotionnelle est un autre aspect souvent négligé. Les expériences passées, le conditionnement sociétal et les insécurités personnelles peuvent créer des blocages mentaux. Il est essentiel d'aborder l'exploration du point G avec un état d'esprit positif et ouvert. La patience envers soi-même et tout partenaire impliqué peut ouvrir la voie à des expériences plus épanouissantes. L'établissement de la confiance et d'une communication ouverte peut considérablement atténuer ces barrières émotionnelles.

Certaines personnes ressentent un inconfort dû à une surstimulation de la vessie, étant donné la proximité du point G par rapport à la vessie. Il est normal de ressentir une envie d'uriner au début. En effet, le point G est situé juste derrière l'os pubien, près de la paroi avant du vagin, et peut donc exercer une pression sur la vessie. Il peut être rassurant de vider sa vessie avant de commencer l'exploration. En poursuivant la stimulation, l'envie diminue généralement, révélant des niveaux de plaisir plus profonds.

L'inconfort peut également être le signe qu'une période d'excitation plus longue est nécessaire avant de tenter la stimulation du point G. Les préliminaires ne sont pas seulement un précurseur de l'événement principal ; ils constituent une partie essentielle de l'expérience. Des préliminaires prolongés garantissent une excitation suffisante du corps, ce qui permet une stimulation du point G plus confortable et plus agréable.

Le toucher attentif est un autre aspect important qui peut contribuer à réduire l'inconfort. Des mouvements lents et délibérés permettent de reconnaître ce qui est agréable et ce qui ne l'est pas. Évitez de précipiter le processus. Passez du temps à explorer les sensations sous différents angles et pressions. Un mouvement doux est souvent efficace, mais il est essentiel de l'ajuster en fonction des réactions de votre corps ou de votre partenaire.

Il est également important de reconnaître que chaque personne a une anatomie différente. Ce qui fonctionne pour une personne peut ne pas fonctionner pour une autre. Cette individualité signifie qu'il faut explorer et expérimenter pour trouver ce qui est le plus agréable et le moins inconfortable.

Si vous ressentez une douleur persistante ou un inconfort important, il est peut-être temps de consulter un prestataire de soins de santé. Des conditions médicales sous-jacentes pourraient être à l'origine de cette gêne. Les prestataires de soins de santé spécialisés dans la santé sexuelle peuvent offrir des informations précieuses et des solutions adaptées aux besoins individuels.

Enfin, envisagez d'intégrer des boucles de rétroaction dans l'expérience. Une communication continue avec vous-même ou votre partenaire sur ce qui est agréable et ce qui ne l'est pas peut améliorer considérablement l'expérience. L'instauration d'un dialogue ouvert permet de procéder à des ajustements en temps réel afin d'atténuer l'inconfort et d'accroître le plaisir.

S'attaquer à l'inconfort de la stimulation du point G, c'est combiner des mesures pratiques et une préparation émotionnelle. Il s'agit de créer un environnement propice à la relaxation, d'utiliser des outils appropriés tels que des lubrifiants de haute qualité et de maintenir un état d'esprit favorable à l'exploration et à la patience. Le voyage vers le plaisir sexuel est profondément personnel et comporte de multiples facettes, mais avec la bonne approche, les récompenses peuvent être profondément satisfaisantes.

Tandis que vous continuez à explorer, rappelez-vous que l'inconfort n'a pas à être un obstacle. Il peut être un signal et un guide, vous poussant vers une meilleure compréhension et des expériences plus agréables. Écoutez votre corps, communiquez ouvertement avec vos partenaires et donnez-vous la permission de découvrir ce qui vous apporte vraiment de la joie.

Améliorer le plaisir

Lorsque l'on cherche à améliorer le plaisir par la stimulation du point G, il existe un monde passionnant de techniques et d'approches à explorer. Voyons quelques méthodes qui vous permettront non seulement d'accroître vos sensations, mais aussi d'approfondir votre connexion émotionnelle et physique, que vous jouiez en solo ou en couple.

Il est fondamental de comprendre son corps et d'en prendre conscience. La façon dont vous percevez votre propre anatomie peut influencer de manière significative la profondeur du plaisir que vous éprouvez. Un aspect crucial de l'amélioration de la stimulation du point G consiste à entretenir un état d'esprit d'exploration et d'ouverture. Il s'agit d'être attentif et présent, de se mettre à l'écoute des signaux subtils des réactions de votre corps et de vous laisser immerger dans les sensations.

Il faut d'abord être à l'aise. La relaxation contribue grandement à accroître le plaisir. Si la tension est présente, elle peut agir comme une barrière, vous empêchant de profiter pleinement des merveilles de la stimulation du point G. Créez un environnement dans lequel vous vous sentez totalement à l'aise. Créez un environnement dans lequel vous vous sentez à l'aise et en sécurité. Un éclairage tamisé, une musique douce et peut-être une aromathérapie apaisante peuvent créer l'ambiance et vous aider à vous détendre.

L'intégration de pratiques de pleine conscience peut détendre davantage le corps et l'esprit. Les exercices de respiration profonde, où vous vous concentrez sur chaque inspiration et expiration, peuvent centrer votre attention sur le moment présent, en éliminant les distractions. Les techniques de visualisation, qui consistent à imaginer des sensations telles que des vagues qui se forment et se retirent ou une fleur qui s'épanouit, peuvent améliorer l'expérience globale en mobilisant simultanément le corps et l'esprit.

La communication reste essentielle, en particulier dans les situations de partenariat. Discutez de ce qui est agréable, de ce qui ne l'est pas et des ajustements nécessaires pour optimiser l'expérience. La confiance et l'ouverture d'esprit avec votre partenaire créent un environnement sûr où les techniques expérimentales peuvent être explorées librement, ce qui favorise le plaisir mutuel. Il s'agit de co-créer une expérience partagée où les désirs et les limites des deux partenaires sont respectés et célébrés.

La variété des techniques peut également améliorer l'exploration du point G. La stimulation manuelle, par le biais de pressions et de mouvements variés, permet d'améliorer la qualité de l'expérience. La stimulation manuelle, par le biais de pressions et de mouvements variés, peut permettre de découvrir de nouveaux points et de nouvelles sensations agréables. L'expérimentation de différents types de toucher - légers tapotements, mouvements circulaires ou pressions plus profondes et plus constantes - peut révéler ce qui est le plus agréable. Les jouets pour le point G, spécialement conçus pour cibler cette zone érogène, peuvent ajouter des dimensions excitantes à votre jeu. Leurs contours et leurs vibrations peuvent offrir de nouveaux niveaux de stimulation que les mains seules ne pourraient pas atteindre.

Un élément important mais souvent négligé est la lubrification. Une expérience bien lubrifiée peut minimiser l'inconfort et améliorer la sensibilité. Les lubrifiants à base d'eau de haute qualité sont généralement recommandés pour le jeu du point G, car ils maintiennent l'humidité et réduisent les frottements. Assurez-vous toujours que le lubrifiant est compatible avec les jouets que vous pourriez utiliser afin d'éviter tout dommage et de maintenir une sécurité optimale.

Les jeux de température peuvent être une amélioration inattendue mais délicieuse. L'utilisation de jouets chauffés ou refroidis, ou la simple modification de la température de votre lubrifiant, peut introduire des sensations nouvelles et excitantes. Cet élément de surprise ajoute une couche palpitante à l'expérience, la gardant fraîche et vivifiante.

L'exploration de différentes positions peut également accroître le plaisir. Par exemple, les positions où l'angle de pénétration est plus direct peuvent intensifier la stimulation du point G. Essayez d'ajuster les positions traditionnelles et d'en essayer de nouvelles pour trouver ce qui vous convient le mieux. Chaque corps étant unique, la découverte des positions les plus agréables peut être une aventure amusante et intime en soi.

En outre, la combinaison de la stimulation du point G avec d'autres types d'activation des zones érogènes peut donner lieu à des orgasmes bouleversants et profondément satisfaisants. Comme indiqué dans d'autres sections de ce livre, stimuler le clitoris en même temps que le point G peut créer ce que certains décrivent comme un "orgasme mixte", où la richesse des sensations s'associe pour un climax plus profond et plus intense.

Il est essentiel de se donner la permission d'explorer sans jugement. L'exploration sexuelle devrait être une expérience libératrice, non entravée par les pressions de la société ou les insécurités personnelles. Embrassez vos désirs et les merveilleuses complexités des réponses de votre corps. Il ne s'agit pas de rechercher un résultat spécifique, mais plutôt d'apprécier le voyage et la myriade de sensations en cours de route.

En résumé, l'amélioration du plaisir par la stimulation du point G est une entreprise à multiples facettes. Elle implique des techniques physiques, une préparation mentale et une ouverture émotionnelle. Que vous vous y intéressiez en solo ou avec un partenaire, le but ultime est de vivre une expérience sexuelle plus riche et plus épanouissante, fondée sur la connaissance, le respect mutuel et une curiosité joyeuse.

Que chaque rencontre soit l'occasion d'en apprendre davantage sur vous-même et de découvrir de nouveaux sommets de plaisir.

La sexualité est une affaire de famille.

Chapitre 19:
Surmonter les défis courants
de la stimulation du point P

La navigation dans le monde de la stimulation du point P peut être à la fois excitante et intimidante, en particulier lorsque l'on est confronté à des défis courants tels que la sensibilité accrue et l'inconfort. Tout d'abord, il faut reconnaître que la sensibilité de cette zone est normale et qu'elle peut être gérée par une communication et une technique appropriées. Commencez l'exploration par une pression douce, en expérimentant différents angles et mouvements. L'ajout d'une bonne quantité de lubrifiant peut améliorer considérablement le confort, en minimisant les frottements et en rendant l'expérience plus agréable. Il est également essentiel d'établir un environnement détendu, tant mentalement que physiquement, en respirant profondément ou en effectuant un massage doux au préalable. Si l'inconfort persiste, n'hésitez pas à faire une pause et à revoir les techniques, en veillant à écouter à la fois votre corps et les réactions de votre partenaire. En surmontant ces obstacles, vous pourrez vivre des expériences profondément épanouissantes, favorisant un lien intime plus fort et une plus grande satisfaction sexuelle.

La sexualité est une affaire de famille.

Gérer la sensibilité

En ce qui concerne la stimulation du point P, la sensibilité est un sujet à multiples facettes qui exige à la fois de la conscience et de la finesse.

Naviguer dans la tapisserie complexe des sensations physiques est essentiel pour transformer l'exploration du point P d'une curiosité en une expérience profondément enrichissante. Dans ce contexte, la sensibilité peut aller de légers picotements agréables à des sentiments intenses, presque accablants. Comprendre comment gérer et exploiter cette sensibilité peut faire toute la différence.

Toutes les expériences de stimulation du point P ne sont pas identiques, et reconnaître cette variabilité permet de fixer des attentes réalistes. Certains jours, la sensibilité peut être accrue en raison de divers facteurs tels que le stress, l'hydratation ou même l'alimentation. D'autres jours, les sensations peuvent être atténuées. Reconnaître que ces fluctuations sont normales permet d'atténuer la pression exercée pour obtenir un résultat spécifique à chaque fois.

L'une des premières étapes pour traiter la sensibilité du point P consiste à écouter son corps. Établissez un rythme avec une respiration profonde et détendue, permettant au corps de signaler qu'il est prêt. Le choix du moment joue un rôle crucial ; parfois, le corps n'est pas prêt à recevoir immédiatement une stimulation aussi ciblée. Dans ce cas, il peut être plus bénéfique d'anticiper par de douces caresses ou un massage anal externe que de plonger directement dans des sensations plus profondes.

Pour surmonter la sensibilité initiale, il faut souvent utiliser généreusement du lubrifiant. Les tissus rectaux sont délicats et manquent de lubrification naturelle, ce qui rend indispensable l'utilisation de lubrifiants de haute qualité et sans danger pour le corps. Les lubrifiants à base de silicone sont un choix populaire pour leur douceur durable, bien que les lubrifiants à base d'eau soient plus faciles à nettoyer. L'expérimentation permettra de déterminer quel type de lubrifiant convient le mieux à votre corps. N'hésitez pas à en réappliquer au besoin ; lorsqu'il s'agit de confort, plus c'est souvent mieux.

Les sprays et crèmes désensibilisants sont une autre solution pour les personnes extrêmement sensibles. Bien que ces produits puissent être très efficaces, il convient de les utiliser avec parcimonie. Une utilisation excessive peut émousser les sensations au point que l'expérience perde de son plaisir. Commencez toujours par la quantité minimale afin d'évaluer votre réaction individuelle. Rappelez-vous que l'objectif n'est pas d'éradiquer la sensibilité, mais de la ramener à un niveau gérable.

Un autre aspect essentiel est l'attention portée au toucher. Une pression douce et constante est souvent plus efficace que des mouvements précipités ou erratiques. Commencez par un doigt ou un jouet très fin pour évaluer les premières réactions. Au fil du temps, à mesure que le corps s'habitue, vous pouvez passer à des formes de stimulation plus importantes. Communiquez ouvertement avec votre partenaire si vous partagez votre expérience. Leur compréhension et leur toucher attentif peuvent faire de la gestion de la sensibilité un voyage intime et partagé.

Des techniques variées peuvent également jouer un rôle dans la gestion de la sensibilité. Par exemple, le fait de se concentrer sur la zone entourant le point P plutôt que sur une stimulation directe peut améliorer considérablement les niveaux de confort. Des mouvements circulaires ou des poussées peu profondes peuvent procurer un plaisir intense sans pour autant dépasser la sensibilité initiale. Reculez et laissez les sensations se développer progressivement au lieu de vous précipiter vers l'apogée. Cette pratique permet non seulement d'accroître le plaisir, mais aussi de cultiver un lien plus profond avec les réactions uniques de votre corps.

Lorsque la sensibilité se manifeste sous forme d'inconfort ou de douleur plutôt que de plaisir, il est essentiel de faire une pause et de réévaluer la situation. La douleur est la façon dont le corps signale que quelque chose ne va pas. Cela peut être dû à une lubrification insuffisante, à une mauvaise position ou même à un besoin de relaxation. Dans ce cas, l'adoption de différentes positions peut atténuer la tension. Par exemple, s'allonger sur le côté avec les genoux légèrement relevés peut offrir un meilleur accès et réduire l'inconfort.

La communication, en particulier avec un partenaire, est essentielle. Exprimer son niveau de confort, ses besoins et ses limites favorise un environnement plus sûr et plus détendu. Ce dialogue ouvert permet d'ajuster en temps réel les techniques et la pression, ce qui améliore l'expérience globale. La confiance et la patience des deux partenaires peuvent transformer une exploration hésitante en une pratique profondément satisfaisante.

En devenant plus à l'écoute de votre corps, vous découvrirez peut-être que des facteurs externes tels que la température et le cadre affectent également la sensibilité. Un bain ou une douche chaude au préalable peut détendre les muscles, ce qui rend la stimulation du point P plus confortable. De même, un environnement accueillant et serein peut vous mettre à l'aise. De petits éléments - une musique douce, un éclairage tamisé, une couverture douillette - peuvent collectivement créer un espace où vous vous sentez suffisamment en sécurité et détendue pour explorer plus en profondeur.

Des techniques avancées, telles que la combinaison de la stimulation du point P avec des exercices de respiration ou du plancher pelvien, peuvent aider davantage à gérer la sensibilité. Ces pratiques augmentent le flux sanguin et la relaxation dans la région pelvienne, créant un état plus réceptif. L'expérimentation de la respiration rythmique ou des exercices de Kegel peut sembler sans rapport au premier abord, mais elle peut considérablement améliorer votre contrôle des sensations, les rendant plus prévisibles et moins accablantes.

Enfin, rappelez-vous que la sensibilité n'est pas une limitation, mais une invitation à explorer le langage nuancé de votre corps. Il s'agit de trouver un équilibre entre l'intensité et le confort, entre l'anticipation et la satisfaction. Célébrer les petites victoires en cours de route - qu'il s'agisse d'éprouver un plaisir prolongé pour la première fois ou simplement de se sentir plus à l'aise avec le processus - peut vous donner les moyens de poursuivre ce voyage intime.

Pour l'essentiel, la gestion de la sensibilité à la stimulation du point P exige un mélange de patience, de communication et de conscience de soi. Le parcours de chaque personne sera unique, façonné par les seuils et les préférences de chacun. Embrassez cette exploration avec une douce curiosité, et vous découvrirez que la sensibilité, loin d'être un obstacle, devient une porte vers un plaisir plus profond et plus intense.

Améliorer le confort

La stimulation du point P, bien qu'incroyablement gratifiante, peut présenter des difficultés qui font du confort une préoccupation majeure. L'obtention du confort peut considérablement améliorer le plaisir dérivé de l'exploration du point P, que ce soit seul ou avec un partenaire. L'état de préparation du corps joue un rôle crucial dans ce processus, et il est donc essentiel d'aborder la stimulation avec patience et de comprendre ses propres limites physiques et émotionnelles.

Tout d'abord, parlons de l'importance de la relaxation. Le stress ou l'anxiété peuvent entraîner des tensions musculaires, en particulier dans la région pelvienne, ce qui peut exacerber l'inconfort lors de la stimulation du point P. Les exercices de respiration profonde, la relaxation musculaire progressive et même les pratiques de pleine conscience peuvent être des outils précieux pour préparer le corps. La création d'un environnement serein avec un éclairage tamisé, de la musique relaxante ou de l'aromathérapie peut également contribuer à un état plus détendu.

Une autre pierre angulaire du confort est une lubrification suffisante. Le rectum ne produit pas sa propre lubrification, d'où l'importance d'utiliser un lubrifiant approprié et de qualité. Les lubrifiants à base de silicone sont souvent recommandés en raison de leur longue durée de vie et de leur texture lisse. Toutefois, il est essentiel de procéder d'abord à un test épicutané pour s'assurer qu'il n'y a pas de réactions allergiques ou de sensibilités. N'hésitez pas à renouveler l'application au besoin pour maintenir une surface lisse et minimiser les frottements.

Démarrez doucement. Une stimulation initiale douce peut ouvrir la voie à des sensations plus profondes par la suite. Commencez par vous concentrer sur le massage externe du périnée et de l'anus pour augmenter le flux sanguin et la sensibilité. L'insertion progressive avec des mouvements doux et taquins peut aider le corps à s'acclimater. L'objectif est d'y aller doucement, en observant la réaction de votre corps et en l'adaptant en conséquence.

En ce qui concerne la position, les préférences personnelles règnent en maître, mais l'expérimentation peut s'avérer instructive. Certains se sentent à l'aise lorsqu'ils sont allongés sur le dos, les genoux pliés, tandis que d'autres préfèrent une position couchée sur le côté ou à quatre pattes. Le confort peut souvent être amélioré par l'utilisation de coussins ou d'oreillers pour soulager la pression et permettre une meilleure relaxation des muscles pelviens. En essayant différents angles et positions, on peut découvrir de nouveaux domaines de confort et de plaisir.

La reconnaissance et la gestion de la sensibilité est un autre aspect crucial. La zone de la prostate peut être extrêmement sensible et une approche trop vigoureuse peut entraîner une gêne. Il est essentiel d'utiliser un toucher tendre et de communiquer ouvertement si l'on explore avec un partenaire. Si vous vous engagez seul, écoutez les signaux de votre corps pour évaluer la pression et le mouvement qui vous conviennent. La sensibilité varie considérablement, et ce qui fonctionne dépend souvent de la journée et de votre état physique et émotionnel du moment.

Intégrer la pleine conscience peut faire une différence significative. Le fait d'être présent dans l'instant et de prêter attention aux sensations peut approfondir l'expérience. La pleine conscience permet de se concentrer sur les aspects agréables, ce qui atténue l'anxiété et favorise la relaxation. Encourager un état d'esprit de compassion et de patience peut transformer toute préoccupation liée à l'inconfort en un voyage de découverte de soi et de plaisir.

Le rôle de la communication ne peut être surestimé, en particulier lorsqu'il s'agit d'un partenaire. Le fait de partager ouvertement vos préférences et vos limites favorise une atmosphère de soutien. L'utilisation de mots ou de signaux sûrs peut s'avérer extrêmement utile, en garantissant que le confort reste une priorité tout au long de l'exploration. Le respect et la compréhension mutuels peuvent transformer une expérience intime en une connexion profonde.

L'utilisation de jouets spécialement conçus pour la stimulation du point P peut également contribuer au confort. Ces jouets sont conçus de manière ergonomique pour cibler la prostate avec précision, et présentent souvent des formes incurvées ou angulaires qui facilitent l'accès. Les vibrations et les pulsations peuvent également améliorer le confort et le plaisir, en procurant des sensations variées sans exercer trop de pression. Commencez toujours par des jouets plus petits, adaptés aux débutants, afin de gagner en confort et en confiance.

Enfin, il est essentiel de faire des pauses lorsque c'est nécessaire. Il n'est pas nécessaire de se battre contre l'inconfort. Faire une pause pour se ressaisir et évaluer ce que l'on ressent permet d'éviter toute association négative avec la stimulation du point P. Rappelez-vous que l'exploration du plaisir sexuel est un voyage personnel et qu'il n'y a pas de bon ou de mauvais moment. En prenant votre temps, vous pouvez faire en sorte que l'expérience reste positive et satisfaisante.

Améliorer le confort de la stimulation du point P est un processus holistique qui implique une préparation physique, une tranquillité mentale et une communication ouverte. Cette approche permet non seulement de minimiser l'inconfort, mais aussi d'accroître le plaisir et la satisfaction que la stimulation du point P peut procurer. En privilégiant le confort, vous ouvrez la voie à une exploration plus riche et plus agréable de cet aspect profondément intime et gratifiant du plaisir sexuel.

La stimulation du point P est un processus holistique qui implique une préparation physique, une tranquillité mentale et une communication ouverte.

Chapitre 20:
Mythes et idées fausses sur le point G

Le point G, souvent entouré de mythes et d'idées fausses, a longtemps fasciné et laissé perplexe de nombreuses personnes cherchant à comprendre ses mystères. Contrairement à la croyance populaire, le point G n'est pas un "bouton magique" insaisissable garantissant un plaisir instantané, et son existence n'est pas ressentie uniformément par tout le monde. La recherche scientifique suggère que le point G est mieux compris comme une zone sensible de la paroi vaginale antérieure, dont la sensibilité et la réponse varient considérablement d'un individu à l'autre. Ce chapitre vise à démêler ces mythes, à mettre en lumière les diverses expériences de stimulation du point G, en soulignant que le plaisir est unique à chaque personne. En dissipant ces idées fausses, nous espérons encourager une exploration plus complète et personnalisée du plaisir sexuel, en donnant aux lecteurs des connaissances fondées à la fois sur la science et sur les expériences de la vie réelle.

Les lecteurs sont invités à se familiariser avec la stimulation du point G et à en faire l'expérience.

Les croyances populaires démenties

En ce qui concerne le point G, les idées fausses abondent et elles éclipsent souvent les réalités plus nuancées de sa stimulation. Une croyance populaire mais erronée veut que le point G soit un bouton magique, presque comme un interrupteur sexuel qui, lorsqu'il est actionné, garantit un orgasme instantané et explosif. Cette simplification excessive non seulement crée des attentes irréalistes, mais peut également conduire à la frustration et à la déception pour les personnes ou les couples qui explorent ce domaine.

La vérité est beaucoup plus complexe et fascinante. Le point G, nommé d'après le Dr Ernst Gräfenberg, n'est pas un point unique mais une zone sensible de la paroi vaginale antérieure. Sa sensibilité peut varier considérablement d'une personne à l'autre. Certaines trouveront que leur point G réagit de façon spectaculaire, tandis que d'autres ne ressentiront pas grand-chose. Cette variabilité est parfaitement normale et souligne l'importance de l'exploration et de l'ouverture d'esprit dans les expériences sexuelles.

Un autre mythe bien ancré est que toutes les femmes possèdent un point G et que sa stimulation est essentielle à l'épanouissement sexuel. Bien que des études scientifiques indiquent que de nombreuses femmes possèdent une zone de sensibilité accrue que l'on pourrait qualifier de point G, tout le monde ne l'expérimente pas de la même manière. En outre, le plaisir sexuel est multiforme et ne dépend pas uniquement du point G. La découverte de ses propres points de plaisir est une expérience individuelle, qui résonne différemment pour chaque personne.

La société postule souvent que la stimulation du point G doit conduire à l'éjaculation, parfois appelée "éjaculation féminine" ou "squirting". Il s'agit également d'une idée fausse, imprégnée d'hyperboles et d'informations erronées. Toutes les femmes ne connaissent pas l'éjaculation à la suite d'une stimulation du point G, et pour celles qui la connaissent, l'expérience et le volume peuvent varier considérablement. L'éjaculation, tout comme l'orgasme, ne doit pas être considérée comme le but ultime, mais plutôt comme l'une des nombreuses expressions du plaisir sexuel. En lui accordant une importance injustifiée, on risque de se détourner des aspects plus larges et plus essentiels de la connexion intime et de la satisfaction mutuelle.

Nous rencontrons également la croyance selon laquelle les orgasmes du point G sont en quelque sorte supérieurs aux autres types d'orgasmes, tels que les orgasmes clitoridiens. Cette hiérarchie du plaisir est trompeuse et simpliste. L'idée qu'un type d'orgasme est "meilleur" qu'un autre alimente un état d'esprit compétitif et axé sur les objectifs en matière de sexualité. En réalité, la réponse sexuelle de chaque individu est unique, et les orgasmes clitoridiens, du point G et mixtes peuvent tous procurer des expériences distinctes mais tout aussi précieuses et enrichissantes.

Beaucoup de gens croient également à tort que la localisation et la stimulation du point G nécessitent des techniques complexes ou des connaissances spécialisées, ce qui peut intimider les personnes qui découvrent le concept. Bien que certaines techniques puissent être plus efficaces pour certaines personnes, les éléments les plus cruciaux sont souvent une communication ouverte et une exploration intuitive. La curiosité et la patience permettent souvent de faire de plus grandes découvertes que n'importe quelle méthode prescrite dans un guide pratique. Le confort et la détente sont essentiels, et le voyage vers le plaisir devrait être tout aussi agréable que la destination.

Le mythe selon lequel la stimulation du point G n'est agréable que lorsqu'elle est pratiquée d'une certaine manière ou dans certaines positions est tout aussi infondé. En vérité, les meilleures techniques et positions pour la stimulation du point G varient considérablement d'une personne à l'autre et d'un couple à l'autre. Ce qui fonctionne bien pour une personne peut ne pas être aussi efficace pour une autre. C'est pourquoi la flexibilité et l'expérimentation sont des éléments essentiels de l'exploration sexuelle. Essayer différents angles, mouvements et niveaux de pression peut aider à découvrir ce qui convient le mieux à chaque corps unique.

Un autre mythe répandu est que la stimulation du point G est réservée aux jeunes femmes, négligeant le fait que le plaisir sexuel évolue tout au long de la vie. L'âge ne diminue pas la capacité de réaction du point G. Au contraire, l'expérience de la vie et une compréhension plus profonde de l'importance de la stimulation du point G sont des facteurs essentiels. Au contraire, l'expérience de la vie et une meilleure connaissance de son propre corps améliorent souvent la richesse des rencontres sexuelles. Les individus et les couples peuvent continuer à explorer et à apprécier les nuances du plaisir du point G à tout âge, en trouvant la joie et la connexion à travers les différentes étapes de la vie.

Il y a également une confusion qui découle du mélange de mythes autour de l'anatomie et des réponses physiologiques. Une idée reçue très répandue veut que la stimulation du point G soit un acte purement physique, sans tenir compte des composantes psychologiques et émotionnelles du plaisir sexuel. En réalité, le lien entre le corps et l'esprit joue un rôle essentiel dans la manière dont nous ressentons les sensations sexuelles. En effet, l'anticipation, l'intimité émotionnelle et la préparation psychologique renforcent souvent la stimulation physique et amplifient l'expérience globale.

Il est également important de réfuter l'idée fausse selon laquelle l'obtention du plaisir du point G nécessite un partenaire ayant une taille génitale spécifique. Non seulement cette croyance exclut et aliène certaines personnes, mais elle méconnaît également l'essence même de l'exploration intime. La taille des organes génitaux d'un partenaire est bien moins importante que les techniques utilisées, l'attention manifestée et la compréhension mutuelle développée entre les partenaires. De petits efforts ciblés apportent souvent une plus grande satisfaction que les tentatives de se conformer aux mythes fondés sur la taille.

Lorsque l'on s'attaque à ces mythes, il faut également se pencher sur les stéréotypes liés au sexe qui sont attachés au point G. Par exemple, l'idée que le plaisir d'une femme est moins complexe ou moins important que celui d'un homme peut s'infiltrer dans la compréhension de la stimulation du point G. Mettre l'accent sur le plaisir mutuel et sur des approches égalitaires de l'exploration du corps de l'autre améliore la satisfaction émotionnelle et physique de toutes les personnes impliquées. La dissipation de ces mythes contribue à créer un récit plus inclusif autour du plaisir sexuel.

À la lumière de ces mythes démystifiés, ce qui ressort le plus est la nécessité d'une éducation sexuelle complète et d'un dialogue ouvert autour du plaisir sexuel. En encourageant une culture de l'apprentissage et une véritable curiosité, nous pouvons aller au-delà des mythes et adopter une vision plus épanouissante et plus réaliste de l'intimité sexuelle. Les conversations axées sur les expériences réelles, la compréhension scientifique et les liens émotionnels ouvrent la voie à des explorations plus enrichissantes du point G et au-delà.

La complexité des relations et du plaisir sexuels ne peut être appréhendée par le biais de mythes ou d'idées fausses. Ce n'est que par une enquête honnête, un respect mutuel et une volonté de démanteler les vieilles croyances que nous pouvons vraiment apprécier les merveilles du point G. En donnant aux individus et aux couples les moyens d'explorer leur corps et de communiquer ouvertement sur leurs besoins, on ne se contente pas de démonter ces croyances populaires, mais on favorise également une connexion plus profonde et une plus grande joie dans leur vie intime.

Alors que nous faisons la lumière sur ces mythes, il est essentiel de se rappeler que le point G n'est qu'un élément parmi d'autres de la grande tapisserie de la sexualité humaine. La célébration des diverses voies du plaisir réaffirme l'idée qu'il n'existe pas d'approche unique de l'épanouissement sexuel. Explorer avec ouverture et sans jugement favorise une expérience sexuelle plus saine et plus satisfaisante pour tous. Chaque étape franchie pour s'éloigner des mythes et se rapprocher de la compréhension est un pas vers une existence sexuelle plus autonome et plus éclairée.

La réalité du plaisir du point G

Pour découvrir la réalité du plaisir du point G, il faut se débarrasser des mythes et des idées fausses qui ont obscurci sa véritable nature. Pour beaucoup, le point G est entouré de mystère, certains doutant même de son existence. Soyons clairs: le point G est une véritable partie de l'anatomie féminine. Il ne s'agit pas d'une légende insaisissable. Cependant, pour comprendre ses complexités et les plaisirs qu'il peut procurer, il ne suffit pas de le localiser physiquement.

Tout d'abord, il est essentiel de reconnaître que le point G n'est pas une entité autonome, mais une extension du réseau clitoridien plus large. Cette zone érogène, nichée sur la paroi antérieure du vagin, à environ un tiers de sa longueur, comprend un faisceau dense de terminaisons nerveuses, de glandes et de tissus spongieux. Lorsqu'elle est stimulée, elle peut se gonfler et s'exciter, ce qui entraîne des sensations accrues et, pour beaucoup, un plaisir profond. Mais le chemin qui mène à ce plaisir n'est pas uniforme pour chaque individu.

S'attendre à une réaction universelle à la stimulation du point G est un mauvais service rendu à soi-même et à son partenaire. La découverte du plaisir du point G est profondément personnelle. Pour certains, le contact d'un doigt ou d'un jouet spécialement conçu déclenche des réactions instantanées et électrisantes. Pour d'autres, cela peut nécessiter une approche plus nuancée, intégrant l'excitation d'autres sources comme le clitoris. Ces variations ne sont pas des anomalies, mais plutôt des reflets du paysage diversifié du plaisir sexuel humain.

Un aspect souvent négligé du plaisir du point G est son contexte dans l'expérience sexuelle globale. La connexion émotionnelle, l'excitation mentale et la relaxation physique jouent un rôle essentiel. L'anxiété ou le stress peuvent émousser la sensibilité, tandis qu'un cadre romantique ou des préliminaires intimes peuvent amplifier les sensations. Le point G s'épanouit dans un environnement où toutes les formes d'excitation - mentale, émotionnelle et physique - s'entrecroisent.

La possibilité d'orgasmes du point G est peut-être une composante plus insaisissable, mais néanmoins importante, du plaisir du point G. Ces orgasmes peuvent être très différents de ceux du clitoris. Ceux-ci peuvent être très différents des orgasmes clitoridiens en termes d'intensité et de sensation. Alors que les orgasmes clitoridiens s'accumulent souvent rapidement et se traduisent par des bouffées de plaisir rapides et concentrées, les orgasmes du point G peuvent impliquer une libération plus profonde. Certains les décrivent comme des vagues de plaisir qui traversent tout le corps, plus soutenues et impliquant différents groupes de muscles, y compris le plancher pelvien.

Compte tenu de cette complexité, il est essentiel d'aborder l'exploration du point G avec patience et ouverture d'esprit. Au lieu d'une liste de techniques ou de positions, considérez-la comme une conversation permanente avec votre corps. La communication avec votre partenaire, si vous n'explorez pas le point G en solo, n'est pas non plus à négliger. Les réactions verbales et non verbales peuvent être essentielles pour s'adapter aux réactions uniques du point G.

En outre, les plaisirs du point G ne se limitent pas à l'acte sexuel lui-même ; ils reflètent un voyage de découverte de soi et de connexion. Le processus de localisation et de stimulation du point G peut favoriser une intimité et une confiance plus profondes entre les partenaires. Il encourage un niveau de vulnérabilité et d'ouverture qui peut être profondément enrichissant pour une relation. Le fait de savoir que votre partenaire est à l'écoute des réactions de votre corps et que vous explorez ce plaisir ensemble peut créer un lien tacite qui transcende le physique.

Les outils du métier jouent également un rôle important dans l'amélioration du plaisir du point G. Si la stimulation manuelle avec les doigts reste une approche classique, le marché moderne offre une variété de jouets spécialisés conçus pour fournir une stimulation ciblée du point G. Ces jouets comprennent des godemichés courbés, des godes et des instruments de massage. Il s'agit notamment de godemichés incurvés, de dispositifs vibrants et de jouets à double action qui sollicitent également le clitoris. L'efficacité de ces outils peut varier, et ce qui fait des merveilles pour une personne peut ne pas en faire autant pour une autre. Cela souligne l'importance de l'expérimentation et de la personnalisation dans l'exploration sexuelle.

Il convient également de mentionner que le point G peut jouer un rôle dans des expériences allant au-delà de la sensation physique, en particulier dans le phénomène de l'éjaculation féminine. Bien que ce phénomène ne soit pas universel, certaines femmes rapportent une éjaculation coïncidant avec la stimulation du point G. Ce phénomène peut ajouter un degré d'intensité supplémentaire à l'éjaculation. Ce phénomène peut ajouter un degré d'intensité supplémentaire au plaisir du point G, bien qu'il ne s'agisse pas d'un marqueur universel de réussite ou d'un but ultime.

Enfin, nous devons nous pencher sur la compréhension culturelle plus large du plaisir du point G. Historiquement, on a eu tendance à en exagérer ou à en minimiser l'importance. Cette pensée binaire a contribué à des sentiments d'inadéquation ou de frustration lorsque les expériences personnelles ne correspondent pas aux affirmations exagérées ou au scepticisme. En adoptant une perspective nuancée et informée, nous pouvons normaliser diverses expériences et, en fin de compte, favoriser une vision plus saine et plus holistique du plaisir sexuel.

Par essence, la réalité du plaisir du point G est multiforme et profondément personnelle. Elle nécessite une ouverture d'esprit et une volonté de comprendre son corps sous un angle nouveau. C'est un voyage qui peut mener à un plus grand épanouissement sexuel et à des liens émotionnels plus profonds, à la fois avec soi-même et avec son partenaire. Se libérer des mythes et aborder le plaisir du point G avec curiosité et empathie peut transformer non seulement vos expériences sexuelles, mais aussi votre relation avec votre propre corps et votre sexualité.

La sexualité est une question de vie et de mort.

Chapitre 21:
Mythes et idées fausses sur le point P

Les mythes et les idées fausses sur le point P ont longtemps obscurci une zone qui recèle un potentiel de plaisir profond. Pour beaucoup, le terme "point P" évoque des images aussi confuses qu'inexactes. L'un des mythes les plus répandus est que l'exploration du point P est intrinsèquement inconfortable, voire douloureuse, ce qui est loin d'être le cas. Avec une bonne compréhension et une bonne technique, la stimulation du point P peut être une partie incroyablement gratifiante des expériences intimes. Une autre idée fausse très répandue est que cette forme de stimulation est réservée à un sexe ou à une orientation particulière, mais il est essentiel de reconnaître que le plaisir ne connaît pas de limites et qu'il est un aspect universel de l'expérience humaine. En dissipant ces mythes, nous pouvons faire tomber les barrières qui empêchent les individus d'explorer cet aspect de leur sexualité et de l'embrasser avec curiosité et confiance.

La sexualité et le plaisir sont les deux piliers de l'identité humaine.

Mettre à mal les idées reçues

En matière de plaisir sexuel et d'anatomie, le point P, ou prostate, reste souvent entouré de mystère et d'idées fausses. Tout comme le point G chez la femme, le rôle du point P dans la santé sexuelle de l'homme est souvent mal compris. Au cœur de ces idées fausses se trouve un réseau complexe de normes sociétales, une éducation sexuelle inadéquate et, parfois, la difficulté de communiquer ouvertement sur des sujets aussi intimes.

Une croyance courante veut que l'exploration du point P ne serve qu'à obtenir des orgasmes intenses. Bien que la stimulation de la prostate puisse en effet conduire à un plaisir sexuel profond, le fait de limiter la discussion aux seuls orgasmes simplifie à l'excès son importance. La prostate est une partie cruciale de l'anatomie masculine qui présente d'importants avantages pour la santé ; sa stimulation peut non seulement conduire à des expériences sexuelles plus intenses, mais aussi servir de moyen de prévention contre certaines affections liées à la prostate. Ainsi, recadrer la conversation peut permettre une compréhension plus large du rôle multiforme du point P dans la santé masculine.

Historiquement, le point P a parfois été catégorisé à tort comme étant uniquement intéressant pour les individus s'identifiant comme homosexuels. Cette croyance n'est pas seulement infondée, elle est aussi nuisible, car elle perpétue la stigmatisation et décourage de nombreux hommes d'explorer un aspect potentiellement enrichissant de leur sexualité. En réalité, le plaisir de la prostate ne connaît pas de frontières en matière d'orientation sexuelle. Reconnaître ce fait peut favoriser un dialogue plus inclusif et enrichissant qui profite à tous les hommes, quelle que soit leur identité sexuelle.

Etudions également l'idée fausse selon laquelle la stimulation du point P est intrinsèquement inconfortable ou douloureuse. Cette croyance découle parfois de premières tentatives qui n'ont pas été effectuées avec une technique appropriée ou une préparation suffisante. Comme toute autre forme d'exploration sexuelle, la stimulation de la prostate nécessite un équilibre entre la patience, la bonne technique et une communication ouverte avec son partenaire ou soi-même. L'utilisation d'une lubrification adéquate, l'adoption de positions confortables et l'adoption d'un rythme qui convient à la personne sont des facteurs essentiels pour transformer tout inconfort en une expérience de plaisir accru.

Un autre mythe qui mérite d'être déboulonné est l'idée que la stimulation du point P n'est pas hygiénique. Des pratiques d'hygiène appropriées peuvent atténuer la plupart des problèmes liés à la propreté. Comme pour tout autre acte intime, un peu de préparation permet aux deux partenaires de se sentir en sécurité et à l'aise. Se laver les mains et les jouets avant et après utilisation, et s'assurer que la zone anale est propre, peut créer un environnement où l'accent est mis sur le plaisir et l'intimité.

Il y a aussi l'idée que discuter ou explorer le point P perturbe la masculinité ou la rend fragile. Cette croyance est profondément ancrée dans les normes culturelles qui assimilent injustement la masculinité à la domination et à l'invulnérabilité. S'éloigner de ces paradigmes restrictifs pour adopter une approche plus saine et plus holistique de la sexualité masculine peut s'avérer libérateur. Considérer la stimulation de la prostate comme un élément normal et satisfaisant de l'exploration sexuelle peut favoriser une meilleure connaissance de soi et même améliorer l'ensemble des relations intimes.

De plus, certains hommes craignent que le fait de se concentrer sur le point P ne les détourne des formes traditionnelles de plaisir sexuel, telles que la stimulation du pénis. En réalité, nombreux sont ceux qui trouvent que l'intégration du jeu de la prostate peut considérablement améliorer leurs expériences sexuelles. La combinaison de la stimulation du pénis et de la prostate, par exemple, peut créer un effet de synergie, conduisant à des orgasmes qui sont souvent décrits comme plus intenses et plus satisfaisants que par la seule stimulation du pénis.

La stigmatisation associée à la stimulation de la prostate peut également conduire à des craintes non exprimées de jugement ou de moquerie. Il est essentiel d'établir une culture d'ouverture et de respect mutuel dans les relations intimes. L'honnêteté sur les désirs et les limites peut renforcer les liens et la confiance entre les partenaires. L'éducation et le dialogue ouvert peuvent combattre la stigmatisation et créer un environnement plus acceptable où les deux partenaires se sentent libres d'explorer et d'exprimer leurs désirs sans crainte d'être jugés.

Les mythes médicaux contribuent également à la réticence à explorer le point P. Certains hommes craignent que la stimulation de la prostate ne soit pas une bonne idée. Certains hommes craignent que la stimulation de la prostate n'entraîne des problèmes médicaux. En réalité, il a été démontré qu'un massage régulier de la prostate améliore la santé de cette dernière, réduisant potentiellement le risque de prostatite et d'autres affections connexes. La stimulation de la prostate, lorsqu'elle est pratiquée correctement et en toute sécurité, est bénéfique plutôt que nocive.

Enfin, il y a la croyance que seules certaines personnes, peut-être celles qui sont "aventureuses" ou "perverses", apprécieraient ou bénéficieraient de la stimulation du point P. Ce stéréotype ne rend pas service à la société et à ses membres. Ce stéréotype ne rend pas service aux nombreuses personnes qui apprécient les jeux de la prostate mais qui pensent qu'ils dépassent le cadre d'un comportement sexuel "normal". Reconnaître que le plaisir et l'exploration sexuels sont profondément personnels et uniques à chaque individu peut aider à démanteler ces notions restrictives. Chacun mérite d'explorer ce qui lui procure du plaisir de manière sûre et consensuelle.

Il est essentiel pour les hommes de se défaire de ces idées fausses pour profiter pleinement de leur santé et de leur plaisir sexuels. Comprendre le point P et ses avantages peut conduire à une approche plus holistique de la sexualité masculine, améliorant les expériences en solo et en couple. Le cheminement vers le plaisir et la santé sexuels est personnel et en constante évolution. L'élimination des mythes permet aux hommes d'entrer dans un monde de découverte de soi et de plaisir plus profond, sans être limités par des idées fausses ou des jugements sociétaux nuisibles.

La santé et le plaisir sexuels sont des éléments essentiels de la vie sexuelle.

Informations factuelles

Lorsqu'on parle du point P, il est essentiel de dissiper les mythes en s'appuyant sur des faits concrets. Le point P, autre nom de la prostate chez les personnes de sexe masculin à la naissance, est souvent mal compris et entouré d'idées fausses. Cette section vise à fournir des informations claires et factuelles pour vous guider dans votre exploration.

La prostate est une petite glande située juste en dessous de la vessie et devant le rectum. Elle fait partie de l'appareil reproducteur masculin et joue un rôle essentiel dans la fonction sexuelle. La glande a généralement la taille d'une noix et entoure l'urètre, qui est le tube qui transporte l'urine et le sperme hors du corps.

Bien que le point P ou la prostate soit souvent cité comme un centre de plaisir pour les hommes, il est essentiel de comprendre que la sensation dérivée de la stimulation du point P peut varier de manière significative d'une personne à l'autre. Pour certains, elle peut entraîner un plaisir intense et même des orgasmes puissants, souvent décrits comme différents des orgasmes liés à la stimulation du pénis. D'autres, en revanche, ne ressentent pas le même niveau de plaisir ou peuvent éprouver une gêne ou une douleur, en particulier s'ils souffrent de pathologies sous-jacentes telles que la prostatite ou le cancer de la prostate.

Plusieurs études ont montré que la prostate est très sensible en raison de la présence de nombreuses terminaisons nerveuses. Cette richesse nerveuse est ce qui rend potentiellement la stimulation de la prostate agréable pour beaucoup. C'est une zone qui peut être explorée pour améliorer l'expérience sexuelle globale d'une personne, mais cela nécessite une approche informée et douce.

De plus, l'histoire de la prostate reconnue comme un point de plaisir varie selon les cultures et les pratiques médicales. Alors que certaines sociétés et la littérature médicale reconnaissent depuis longtemps le potentiel sexuel de la prostate, ce n'est que depuis quelques années que les cultures occidentales discutent et explorent plus ouvertement les plaisirs de la stimulation du point P sans stigmatisation.

Un autre fait important est lié à la sécurité et à la technique appropriée lors de l'exploration de la stimulation du point P. Pour les novices et même les personnes expérimentées, la stimulation du point P peut être un moyen d'expression. Pour les novices et même les personnes expérimentées, il y a toujours un risque de blesser les tissus délicats qui entourent la prostate si l'on ne fait pas attention. Il est donc nécessaire d'utiliser généreusement des lubrifiants et de procéder avec patience, en évitant les méthodes trop rapides ou trop énergiques. On ne saurait trop insister sur l'hygiène, car la zone entourant le point P est sujette aux infections si elle n'est pas correctement nettoyée.

Malgré les faits, de nombreux mythes visent à dissuader les hommes d'explorer leur point P, souvent en s'appuyant sur des craintes sans fondement concernant la sexualité et la masculinité. L'un des mythes les plus répandus est la croyance infondée selon laquelle le plaisir de la stimulation du point P est lié à l'orientation sexuelle. La vérité est que le plaisir du point P n'a rien à voir avec l'orientation sexuelle ; il s'agit simplement de comprendre et de maximiser le potentiel de plaisir de son corps.

En outre, il existe une idée fausse selon laquelle la stimulation du point P nécessite une assistance médicale professionnelle ou des procédures invasives, ce qui est loin d'être le cas. Avec des conseils et des soins appropriés, l'exploration du point P peut être menée confortablement et efficacement dans l'intimité de sa propre maison. L'apprentissage du point P devrait permettre aux individus et aux couples d'enrichir leurs expériences sexuelles, en écartant les mythes qui entourent ce sujet mal compris.

Pour l'essentiel, le point P est un aspect important de la santé et du plaisir sexuels chez l'homme. Les informations factuelles ci-dessus visent à vous doter des connaissances nécessaires pour explorer et apprécier le point P intelligemment et en toute sécurité. Il s'agit d'adopter une approche holistique: connaître l'anatomie, rejeter les mythes et donner la priorité au confort personnel et aux préférences en matière de plaisir. Grâce à ces connaissances, vous serez sur la bonne voie pour comprendre et éventuellement intégrer le jeu du point P dans votre vie intime, si vous décidez de l'explorer.

Seul le point P est un élément important de la vie sexuelle.

Chapitre 22:
Techniques avancées de stimulation du point G

L e voyage vers la stimulation avancée du point G commence par la compréhension du fait que le corps de chaque individu est unique et qu'il nécessite une approche personnalisée pour découvrir des sensations plus profondes. Améliorez vos expériences intimes en expérimentant différentes pressions, rythmes et angles afin de découvrir quelle combinaison spécifique vous procurera un plaisir inégalé. Faites le mouvement de "venir ici" avec vos doigts ou essayez différents jouets conçus pour un ciblage précis. Communiquez ouvertement et tendrement avec votre partenaire, en favorisant un environnement où la sécurité et la confiance s'épanouissent, améliorant ainsi la connexion émotionnelle et physique. Avec la pratique, vous développerez un ensemble de compétences intuitives qui transformeront chaque rencontre en une symphonie de bonheur. Ce chapitre vous permettra d'explorer et d'exploiter ces techniques, afin de transcender les expériences ordinaires et d'atteindre une intimité extraordinaire.

Explorer les sensations profondes

Pénétrer dans le domaine des sensations profondes lorsqu'il s'agit de la stimulation du point G, c'est comme ouvrir un nouveau chapitre d'un livre que vous pensiez avoir déjà lu. C'est à la fois familier et entièrement nouveau, vous invitant à explorer ses profondeurs avec curiosité et impatience. Ce voyage n'est pas seulement une question de techniques physiques, il implique également une préparation psychologique et une connexion émotionnelle.

Lorsque l'on cherche à atteindre des sensations plus profondes, la clé est d'aller au-delà des couches superficielles du toucher. Il s'agit d'exploiter les réponses nuancées que votre corps peut offrir. Le point G, une zone déjà connue pour sa sensibilité, devient une source de plaisir encore plus puissante lorsque vous comprenez comment l'engager en profondeur. Il ne s'agit pas seulement de pression, mais aussi de rythme, d'angle et de contexte des stimuli.

La base de sensations plus profondes réside dans la maîtrise d'une accumulation graduelle et intentionnelle. Une technique efficace consiste à effectuer un mouvement rythmique avec un doigt, une articulation ou un jouet spécialement conçu pour la stimulation du point G. Ce mouvement, cohérent mais adaptable, permet d'obtenir des sensations plus profondes. Ce mouvement, cohérent mais adaptable, éveille progressivement les couches profondes du point G et invite à des vagues de plaisir prolongées et roulantes.

Pour explorer davantage ces sensations profondes, envisagez de varier la pression et la vitesse en fonction des réactions de votre corps. C'est comme apprendre une danse où chaque mouvement est sensible et tient compte de votre partenaire, un équilibre parfait entre diriger et être dirigé.

Les techniques avancées comprennent aussi souvent l'interaction de la température et de la texture. L'utilisation de jouets chauds ou froids peut ajouter une nouvelle dimension excitante à l'expérience. De même, des jouets aux textures variées - arêtes, bosses ou courbes - peuvent stimuler différentes parties du point G de manière unique. L'expérimentation de ces éléments peut débloquer de nouveaux domaines de sensation qui étaient auparavant en sommeil.

Vous pourriez découvrir qu'une stimulation plus profonde du point G peut évoquer des émotions mixtes: un plaisir intense, une satisfaction profonde, et même une libération émotionnelle. Il s'agit d'une réaction naturelle, qui témoigne du lien profond entre les expériences physiques et psychologiques. Permettez-vous de ressentir pleinement ces émotions sans les juger ; elles font partie intégrante de votre voyage.

Un autre aspect important de l'exploration de sensations plus profondes est de comprendre le rôle de la pratique régulière et de la patience. Le développement de la sensibilité affinée nécessaire à une stimulation plus profonde du point G ne se fait pas du jour au lendemain. Cela implique une exploration répétée, une ouverture à l'apprentissage et une volonté d'écouter les signaux nuancés de votre corps.

En même temps, la communication ouverte avec un partenaire devient essentielle dans le jeu en couple. Exprimez clairement vos besoins, vos désirs et vos réactions. Cela permet non seulement d'améliorer l'aspect physique de la stimulation du point G, mais aussi de renforcer l'intimité émotionnelle entre les deux partenaires. La confiance et la vulnérabilité deviennent le terreau fertile à partir duquel des sensations plus profondes peuvent s'épanouir.

Le passage d'un état d'excitation à un autre avec intention permet d'accéder à des sensations plus profondes. Au lieu de vous concentrer uniquement sur la destination de l'orgasme, plongez-vous dans le voyage. Savourez chaque vague de plaisir au fur et à mesure qu'elle se développe et permettez à chaque moment d'être pleinement vécu.

Compléter la stimulation du point G avec d'autres formes d'excitation, telles que la stimulation du clitoris ou des mamelons, peut également amplifier la profondeur de la sensation. La combinaison de ces différentes sources de plaisir peut conduire à une expérience plus immersive et intégrative. Pour de nombreuses personnes, l'exploration de sensations plus profondes peut également passer par un travail sur la respiration et la pleine conscience. La pratique d'une respiration profonde et rythmée peut favoriser la circulation de l'oxygène et la relaxation, créant ainsi un environnement propice à l'obtention d'un plaisir plus profond. Le fait d'être mentalement présent, sans distraction, permet une expérience plus complète et plus profonde.

Enfin, préparez le terrain avec une ambiance qui favorise la relaxation et l'intimité. Un éclairage doux, une musique apaisante et un environnement serein et confortable préparent votre esprit et votre corps à une connexion plus profonde. Cette attention portée au cadre n'est pas seulement esthétique ; elle fait partie de la tapisserie sensorielle qui améliore l'expérience globale.

L'exploration de sensations plus profondes avec le point G ouvre un monde de possibilités, où le plaisir physique rencontre la richesse émotionnelle et l'épanouissement psychologique. C'est un voyage qu'il vaut mieux entreprendre avec de la patience, de l'intentionnalité et un cœur ouvert. Que ce soit en solo ou avec un partenaire, cette exploration avancée offre un chemin vers une profonde conscience de soi et une connexion intime, enrichissant votre paysage sexuel de façons aussi uniques que puissantes.

Améliorer les compétences

Développer des techniques avancées de stimulation du point G n'est pas seulement une question de mécanique et de méthodologie ; il s'agit d'affiner votre sensibilité et d'approfondir votre connexion avec votre corps et votre partenaire. La maîtrise est le fruit d'un mélange de connaissances, de pratique et d'intuition. Au fur et à mesure que vous parcourez les domaines de l'exploration intime, l'amélioration de vos compétences devient un processus continu et évolutif.

Commencez par cultiver une conscience plus profonde de vos propres réactions physiologiques ou de celles de votre partenaire. Il s'agit de prêter une attention particulière aux signaux subtils tels que les changements dans la respiration, les rougeurs de la peau et les contractions musculaires. Ces signaux peuvent vous aider à affiner vos techniques, à comprendre ce qui est agréable et ce qui ne l'est pas, et à ajuster votre approche en conséquence. Il faut du temps et de la pratique pour développer cette acuité sensorielle, mais elle constitue la base d'une stimulation du point G vraiment avancée.

L'apprentissage interactif est un autre élément clé. Engagez un dialogue ouvert avec votre partenaire sur ce qui est agréable et sur les sensations les plus intenses. Encouragez les commentaires honnêtes, car ils vous permettront à tous deux d'affiner vos techniques et de découvrir de nouvelles voies vers le plaisir. Rappelez-vous que l'amélioration de vos compétences est un processus mutuel, qui implique une communication constante et une exploration partagée.

L'exploration de différents angles et pressions est essentielle pour maîtriser la stimulation du point G. Le point G n'est pas un point statique, mais une zone dynamique qui peut réagir différemment à des touchers variés. Des caresses douces accompagnées d'une augmentation progressive de la pression peuvent réveiller et stimuler efficacement les tissus sensibles. L'expérimentation est essentielle: parfois, un mouvement lent et délibéré peut susciter des réactions plus fortes que des actions rapides et répétitives. Trouvez ce qui vous convient en variant à la fois votre vitesse et votre technique.

Le rythme que vous établissez est un autre aspect où le développement des compétences joue un rôle. En synchronisant vos mouvements avec le flux et le reflux naturels de l'excitation, vous pouvez créer une expérience plus immersive et plus satisfaisante. Prêtez attention au tempo de votre respiration et au rythme des contractions musculaires. Adapter vos mouvements à ces rythmes naturels peut amplifier les sensations et conduire à un plaisir plus profond.

Une autre technique puissante pour améliorer la stimulation du point G consiste à intégrer d'autres zones érogènes dans votre pratique. La combinaison de la stimulation du point G avec celle du clitoris peut considérablement augmenter l'excitation et conduire à des orgasmes plus intenses. Utilisez une main ou un jouet pour stimuler le clitoris tandis que l'autre se concentre sur le point G. Cette double stimulation peut créer une symphonie de sensations. Cette double stimulation peut créer une symphonie de sensations, submergeant et ravissant les sens.

Pour une approche plus dynamique, envisagez d'incorporer différentes positions qui facilitent l'accès au point G. Des positions telles que le missionnaire classique avec un coussin sous les hanches ou la femme sur le dessus permettent de mieux contrôler l'angle et la profondeur de la pénétration. Ces positions permettent de varier la pression et le rythme, ce qui facilite la découverte de ce qui fonctionne le mieux pour vous ou votre partenaire.

Les jouets conçus pour la stimulation du point G peuvent également améliorer vos compétences. De nombreux jouets sont spécialement conçus pour cibler le point G avec des angles et des textures précis. Expérimentez différentes formes et tailles pour trouver ce qui vous convient le mieux. Les jouets vibrants pour le point G peuvent ajouter une couche supplémentaire de stimulation, en fournissant une pression et des vibrations constantes que les techniques manuelles pourraient ne pas atteindre.

Alors que vous perfectionnez vos techniques, il est important de rester à l'écoute des aspects émotionnels et psychologiques de la stimulation du point G. La connectivité émotionnelle améliore les sensations physiques. La connectivité émotionnelle améliore les expériences physiques. La création d'un environnement sûr, intime et confiant facilitera la relaxation et l'ouverture. Des pratiques telles que la respiration profonde, la pleine conscience et le réconfort mutuel peuvent aider à établir cette connexion émotionnelle, ce qui rend les sensations physiques encore plus satisfaisantes.

La pratique et l'exploration personnelles sont tout aussi importantes. La masturbation n'est pas seulement une question de plaisir ; c'est aussi l'occasion d'explorer les réactions de votre corps. En découvrant les mouvements et les pressions qui vous conviennent le mieux, vous vous donnez les moyens de jouer en couple. N'hésitez pas à expérimenter de nouvelles techniques ou de nouveaux outils lors de vos séances en solo. Cela vous permettra d'acquérir des connaissances et de la confiance, que vous pourrez ensuite mettre à profit lors de vos rencontres avec un partenaire.

L'entraînement de vos muscles par des exercices de Kegel peut également améliorer vos compétences en matière de point G. Le renforcement des muscles du plancher pelvien permet d'améliorer la qualité de vos relations avec votre partenaire. Le renforcement des muscles du plancher pelvien augmente le contrôle et les sensations, ce qui permet des contractions plus intenses pendant l'orgasme. Entraînez-vous à faire des contractions pendant le jeu ; cela peut améliorer l'expérience du point G pour vous et votre partenaire.

Bien que l'amélioration des compétences techniques soit essentielle, n'oubliez pas que le but ultime de l'amélioration de vos compétences en matière de stimulation du point G est de favoriser un sentiment plus profond de connexion et de plaisir mutuel. Abordez chaque rencontre avec un esprit de curiosité et d'ouverture. Chaque sensation, chaque réaction, chaque moment est une étape vers la maîtrise de l'art de l'exploration intime.

Réfléchir à vos expériences et en discuter avec votre partenaire peut également vous aider à améliorer vos compétences. Les conversations après le jeu peuvent révéler des idées qui ne sont pas forcément apparues dans le feu de l'action. Parlez de ce qui a fonctionné, de ce qui n'a pas fonctionné et de ce que vous aimeriez essayer la prochaine fois.

Cette pratique réflexive peut vous permettre d'approfondir votre compréhension et d'améliorer vos techniques au fil du temps.

Ne sous-estimez jamais le pouvoir de l'apprentissage continu. Tenez-vous au courant des dernières recherches, des conseils et des progrès en matière de santé et de plaisir sexuels. Assistez à des ateliers, lisez des livres et participez à des communautés axées sur le bien-être sexuel. Cette quête permanente de connaissances garantit que votre approche reste fraîche, innovante et satisfaisante.

N'oubliez pas que l'amélioration de vos compétences en matière de point G est un voyage, et non une destination. Célébrez les étapes, aussi petites soient-elles, et chérissez la croissance que vous vivez en cours de route. Chaque étape que vous franchissez pour améliorer vos techniques enrichit votre vie intime et vous rapproche d'une relation sexuelle épanouie et joyeuse.

En conclusion, l'amélioration de vos compétences en matière de stimulation du point G est une entreprise à multiples facettes qui mêle compréhension physiologique, compétences techniques, intelligence émotionnelle et apprentissage continu. Embrassez le processus avec enthousiasme et ouverture d'esprit, et vous verrez vos expériences intimes s'approfondir et s'épanouir comme vous ne l'auriez jamais imaginé.

La stimulation du point G est un processus de longue haleine.

Chapitre 23:
Techniques avancées de stimulation du point P

S'appuyant sur les connaissances de base de la stimulation du point P, ce chapitre approfondit les techniques conçues pour ceux qui sont prêts à élever leur niveau d'expérience. Il commence par mettre l'accent sur l'affinement du toucher et de la pression, essentiels pour accroître les sensations et obtenir une satisfaction plus profonde. Soulignant l'importance de la communication, il explore la synchronisation entre les partenaires, permettant un échange intime et réceptif. Pour les aventuriers solitaires, des exercices de respiration avancés sont introduits pour améliorer la relaxation et intensifier le plaisir. Une attention particulière est accordée à l'exploration de diverses positions et à l'utilisation de jouets spécialisés, chacun offrant des angles et des pressions uniques pour maximiser l'engagement du point P. Le chapitre encourage la vulnérabilité et la confiance, essentielles pour approfondir la connexion émotionnelle et physique, transformant finalement l'expérience d'une simple stimulation en un voyage enrichissant de découverte mutuelle et de félicité.

Les exercices de respiration avancés favorisent la relaxation et l'intensification du plaisir.

Techniques pour les personnes expérimentées

Se plonger dans les techniques avancées de stimulation du point P est un peu comme un sculpteur qui peaufine son chef-d'œuvre au fil du temps. Cela nécessite une compréhension nuancée de son propre corps ou de celui de son partenaire, enveloppée d'un profond sentiment de confiance et d'aventurisme. Alors que vous vous apprêtez à maîtriser ces méthodes avancées, gardez à l'esprit que le voyage lui-même constitue une part importante de l'expérience.

L'une des techniques les plus importantes pour les personnes expérimentées consiste à tirer parti des contractions rythmiques. Ces contractions, également connues sous le nom de kegels, engagent les muscles du plancher pelvien, ce qui peut intensifier les sensations ressenties lors de la stimulation du point P. Pratiquer des kegels de manière cohérente et délibérée peut aider à renforcer le contrôle musculaire, permettant ainsi une excitation plus contrôlée et plus intense. La beauté de cette technique réside dans sa simplicité et dans l'impact profond qu'elle peut avoir sur la satisfaction sexuelle.

L'exploration de différents angles et positions peut considérablement accroître le plaisir. Si les techniques de base peuvent se concentrer sur les voies les plus simples et les plus directes, le fait de s'aventurer dans des positions plus variées peut procurer des sensations différentes et une stimulation plus profonde. Certaines positions peuvent favoriser un lien plus intime avec un partenaire, tandis que d'autres peuvent ouvrir de nouveaux horizons de plaisir personnel. L'expérimentation est la clé, et ce qui fonctionne le mieux pour une personne peut ne pas avoir le même charme pour une autre.

Les jouets conçus pour la stimulation du point P ouvrent un monde de possibilités pour ceux qui sont prêts à explorer. Les utilisateurs expérimentés trouveront peut-être que l'incorporation de vibrateurs ou d'autres appareils de massage de la prostate peut considérablement améliorer l'expérience. Ces appareils sont souvent dotés de différents réglages et fonctions, ce qui permet aux utilisateurs de personnaliser leur expérience. Les vibrations peuvent exercer une pression constante sur le point P, ce qui permet d'obtenir des orgasmes plus puissants. Il est important de prendre le temps de se familiariser avec l'appareil, en commençant par des réglages plus faibles et en augmentant progressivement l'intensité pour trouver ce qui convient le mieux.

La synchronisation de la respiration avec la stimulation peut également amplifier l'expérience. Le travail sur la respiration est un outil puissant qui peut amplifier l'entrée sensorielle et aider les individus à rester dans un état d'excitation pendant de plus longues périodes. Inspirer profondément et expirer lentement, en synchronisation avec le rythme de la stimulation, peut conduire à une expérience plus immersive et connectée. En outre, le contrôle de la respiration peut aider à tempérer l'intensité des sensations, prolongeant ainsi la durée du plaisir.

La communication reste une pierre angulaire, même (ou surtout) dans les pratiques avancées. Si la stimulation du point P est une activité partagée avec un partenaire, le fait de discuter ouvertement des limites, des préférences et des expériences permet d'éviter les malentendus et d'améliorer la satisfaction mutuelle. L'intimité émotionnelle engendrée par de tels dialogues ouverts peut élever l'expérience physique, créant une connexion plus riche et plus satisfaisante.

La compréhension de l'arc d'excitation d'une personne ajoute une autre couche à la maîtrise du point P. L'arc d'excitation décrit le parcours d'une personne à travers le monde. L'arc d'excitation décrit le voyage de l'excitation initiale à l'apogée et comprend la compréhension des moments les plus intenses et la façon de prolonger et d'intensifier ces sensations. Les personnes expérimentées jouent souvent avec des techniques de "edging", qui consistent à s'approcher de l'orgasme et à reculer pour augmenter l'anticipation. Cela peut rendre l'orgasme réel plus puissant et plus satisfaisant.

On ne saurait trop insister sur la nécessité d'une compréhension nuancée de la lubrification. Les personnes expérimentées constatent souvent que certains lubrifiants sont plus efficaces pour certains types de stimulation. Les lubrifiants à base de silicone, par exemple, peuvent offrir une glisse plus douce et plus durable, ce qui peut s'avérer particulièrement utile lors de séances de jeu prolongées. En revanche, les lubrifiants à base d'eau peuvent être appréciés pour leur facilité d'entretien, même s'ils nécessitent une application plus fréquente.

Initier des pratiques de pleine conscience peut apporter une nouvelle profondeur au jeu sur le point P. Le fait d'être présent dans l'instant, de se concentrer sur les sensations et les émotions qui surgissent, peut rendre l'expérience plus satisfaisante. La pleine conscience aide à cultiver un sentiment de connexion avec soi-même ou avec un partenaire, ce qui enrichit l'expérience sexuelle dans son ensemble. Pour ceux qui intègrent la stimulation du point P dans leur répertoire sexuel habituel, l'associer à d'autres formes de stimulation peut conduire à des expériences uniques et extraordinaires. Par exemple, la combinaison de la stimulation anale et pénienne peut créer un jeu de sensations qui amplifie le plaisir général. Cette double stimulation peut être particulièrement gratifiante lorsque le moment et le rythme sont synchronisés, élevant ainsi l'expérience sexuelle à de nouveaux sommets.

En outre, le fait d'être à l'écoute des subtilités des réponses émotionnelles peut approfondir votre connexion à la stimulation du point P. Les facteurs émotionnels, tels que la confiance, l'amour et l'intimité, peuvent influencer de manière significative les sensations physiques ressenties. Reconnaître et embrasser ces réponses émotionnelles n'augmente pas seulement le plaisir physique, mais enrichit également l'intimité globale entre les partenaires.

Lors d'explorations avancées, tenez compte de la réaction du corps aux différents stimuli et ajustez-la en conséquence. La réactivité du corps peut changer d'une séance à l'autre, ce qui fait de l'adaptabilité une compétence cruciale. Ce peut être un changement de pression, l'introduction d'un nouvel angle, ou même un changement de rythme qui apporte une nouvelle dimension de plaisir.

Une autre technique avancée implique l'utilisation d'aides externes comme des températures chaudes ou froides. L'introduction de jeux de température peut exciter les terminaisons nerveuses et provoquer des sensations uniques et intenses. Un jouet métallique froid ou une main chaude et lubrifiée peuvent changer radicalement l'expérience sensorielle, en ajoutant un élément de surprise et de nouveauté.

Enfin, cultiver un rituel de postcure est tout aussi crucial que la stimulation elle-même. Il s'agit d'activités qui aident à se détendre et à se réconforter après des expériences sexuelles intenses. Il peut s'agir d'un bain chaud, de douces caresses ou simplement de s'allonger ensemble et de parler de l'expérience. La stimulation avancée du point P ne consiste pas seulement à obtenir des orgasmes plus profonds, mais aussi à forger un lien plus profond avec soi-même ou avec son partenaire. Les compétences et les techniques impliquées nécessitent de la pratique, de la patience et une volonté d'explorer et de communiquer. En adoptant ces éléments, on peut vraiment libérer tout le potentiel du plaisir du point P.

publication.

Approfondir l'expérience

Au fur et à mesure que vous vous familiarisez avec la stimulation du point P, vous chercherez peut-être des moyens d'améliorer et d'approfondir les sensations. Il y a quelque chose de profondément gratifiant à prendre une technique bien connue et à la faire évoluer vers une expérience plus intime et plus profonde. Ce chapitre a pour but d'explorer des méthodes et des approches avancées de la stimulation du point P qui sont conçues pour élever votre plaisir et votre connexion émotionnelle, à la fois en solo et avec un partenaire.

Tout d'abord, il est essentiel de reconnaître que l'approfondissement de l'expérience n'est pas seulement une question de techniques physiques. L'esprit joue un rôle important dans le plaisir sexuel, et favoriser un état d'esprit positif et ouvert peut transformer radicalement vos rencontres. La préparation émotionnelle et la relaxation mentale sont cruciales ; essayez de pratiquer la pleine conscience ou des techniques de méditation avant de commencer à jouer avec le point P. Cela peut vous aider à vous ancrer dans le présent. Cela peut vous aider à vous ancrer dans le moment présent, ce qui rendra chaque toucher et chaque sensation plus vifs et plus percutants.

Pour ceux qui sont déjà à l'aise avec les techniques de base, les approches plus avancées peuvent inclure l'expérimentation de différents types de pression et de rythme. Contrairement aux caresses légères et rythmées, l'application d'une pression ferme et soutenue sur le point P peut procurer une profonde sensation de plénitude et un plaisir intense. Utilisez votre doigt ou un jouet bien conçu pour explorer différents angles et profondeurs, en prêtant une attention particulière à la façon dont chaque variation affecte vos sensations. La variété du rythme peut également donner des résultats surprenants ; il peut s'agir de ralentir et de savourer chaque mouvement, ou d'incorporer des changements de rythme soudains et inattendus pour maintenir l'expérience dynamique et excitante.

Le travail respiratoire est un autre outil puissant pour approfondir vos expériences au niveau du point P. En coordonnant votre respiration avec vos mouvements, vous pouvez créer un flux harmonieux qui amplifie le plaisir. Essayez d'inspirer profondément et d'expirer lentement lorsque vous appliquez une pression ou un mouvement sur le point P. Cette synchronisation peut renforcer le plaisir du corps. Cette synchronisation peut renforcer la réponse naturelle du corps et rendre les sensations plus intenses. La respiration joue également un rôle clé dans la relaxation, en réduisant toute tension qui pourrait inhiber le plaisir.

La stimulation du point P en partenariat offre une occasion unique d'approfondir l'intimité et la confiance entre les partenaires. Une communication claire et honnête est indispensable pour créer un environnement dans lequel les deux partenaires se sentent en sécurité et connectés. Discutez ouvertement de vos limites, de vos préférences et de vos désirs afin de garantir une expérience mutuellement gratifiante. Utilisez le contact visuel, le toucher doux et les affirmations verbales pour renforcer l'intimité émotionnelle.

Une technique avancée consiste à incorporer des stimuli simultanés, par exemple en combinant la stimulation du point P avec d'autres zones érogènes. Par exemple, l'intégration d'un massage du pénis ou du scrotum tout en stimulant le point P peut créer une symphonie de sensations, améliorant ainsi l'expérience globale. Les couples peuvent également expérimenter différentes positions pour trouver celle qui est la plus confortable et la plus agréable. Des positions telles que la position de la cuillère ou la position allongée sur le dos avec les jambes surélevées peuvent offrir des angles optimaux pour atteindre le point P.

Les jouets conçus spécifiquement pour la stimulation du point P peuvent rehausser l'expérience. Ces jouets sont souvent ergonomiques et ciblent le point P avec précision. Certains jouets avancés offrent des fonctions de vibration ou de pulsation, ce qui peut ajouter des niveaux de sensation et améliorer votre expérience. Expérimentez différentes formes, tailles et réglages pour trouver ce qui résonne le mieux avec votre corps.

Un autre moyen d'approfondir l'expérience est le "edging", qui consiste à vous amener, vous ou votre partenaire, au bord de l'orgasme, puis à vous arrêter avant la jouissance. Cette technique peut accroître la sensibilité et intensifier l'orgasme éventuel, le rendant plus puissant et plus satisfaisant. L'excitation nécessite de la patience et de la maîtrise de soi, mais peut être incroyablement gratifiante lorsqu'elle est pratiquée correctement.

L'exploration d'options de lubrification avancées est une autre façon d'améliorer l'expérience du point P. Certains lubrifiants sont conçus pour chauffer ou réchauffer le point P. Certains lubrifiants sont conçus avec des agents chauffants ou refroidissants qui peuvent ajouter des sensations uniques. En outre, les lubrifiants hybrides ou à base de silicone peuvent offrir une glisse plus douce et plus durable, ce qui peut rendre les sessions prolongées plus confortables et plus agréables.

Pour ceux qui sont plus enclins à la spiritualité, l'intégration d'éléments tels que les pratiques sexuelles tantriques ou taoïstes peut offrir une profonde profondeur à la stimulation du point P. Ces pratiques anciennes mettent souvent l'accent sur l'harmonie entre le corps et l'esprit. Ces pratiques anciennes se concentrent souvent sur l'harmonie entre l'esprit, le corps et l'âme, en incorporant des exercices de respiration, de méditation et des techniques spécifiques visant à canaliser l'énergie sexuelle dans tout le corps. Ces pratiques peuvent transformer un acte physique en une expérience profondément spirituelle.

Enfin, pensez à tenir un journal de vos expériences. Le fait de consigner les techniques que vous avez essayées, ce qui a fonctionné et ce qui n'a pas fonctionné peut vous apporter des informations précieuses au fil du temps. Cela vous permet de suivre vos progrès, de reconnaître les tendances et de mieux comprendre les réactions de votre corps. En outre, le fait de partager ce journal avec un partenaire de confiance peut favoriser une communication plus profonde et une exploration collaborative.

Approfondir l'expérience de la stimulation du point P est un voyage à multiples facettes qui mêle des techniques physiques à une préparation émotionnelle et mentale. En intégrant ces stratégies avancées, vous pouvez élever vos rencontres intimes à de nouveaux sommets, en favorisant une connexion plus riche et plus épanouissante avec vous-même et, le cas échéant, avec votre partenaire. Le domaine du plaisir est illimité et les seules limites sont celles que nous nous imposons. Embrassez le voyage et accordez-vous la liberté d'explorer, de découvrir et d'apprécier les plaisirs qui vous attendent.

La vie sexuelle est une affaire de famille.

Chapitre 24:
Intégrer la stimulation du point G dans une vie sexuelle saine

Pour intégrer la stimulation du point G dans une vie sexuelle épanouie, il est essentiel de reconnaître l'équilibre entre le plaisir physique et l'intimité émotionnelle. Commencez par communiquer ouvertement avec votre partenaire au sujet de vos désirs, de vos limites et de vos attentes. Ce dialogue favorise la confiance, ce qui rend l'exploration plus confortable et mutuellement gratifiante. En combinant des approches holistiques telles que la pleine conscience et la conscience du corps, vous alignez à la fois l'esprit et le corps, améliorant ainsi les sensations dérivées de la stimulation du point G. N'oubliez pas que le voyage est tout aussi important que la destination. Saisissez l'occasion d'approfondir votre relation, de promouvoir la satisfaction mutuelle et d'enrichir votre bien-être sexuel général. En fin de compte, l'intégration de ces pratiques dans votre routine peut conduire à une vie intime plus saine et plus gratifiante.

La vie sexuelle est une affaire de famille.

Equilibre entre plaisir et intimité

Lorsqu'il s'agit d'intégrer la stimulation du point G dans une vie sexuelle saine, le mélange délicat de plaisir et d'intimité joue un rôle essentiel. L'intimité, dans sa forme la plus pure, est la proximité émotionnelle partagée entre les partenaires. Il s'agit de se sentir connecté, aimé et compris au-delà des sensations physiques. Équilibrer le plaisir et l'intimité, c'est reconnaître que si les techniques et la stimulation physique peuvent amplifier le plaisir sexuel, la véritable essence d'une vie sexuelle enrichissante réside dans l'harmonie entre le corps et le cœur.

L'établissement de cet équilibre nécessite une communication ouverte. Les partenaires doivent se sentir à l'aise pour discuter de leurs désirs, de leurs limites et de toute appréhension qui pourrait survenir. Cette conversation n'a pas besoin d'être clinique ; il s'agit plutôt d'un dialogue intime où les deux partenaires s'expriment librement. En partageant leurs fantasmes, en explorant leurs désirs réciproques et en comprenant leurs craintes ou leurs hésitations, les couples jettent les bases d'expériences sexuelles plus profondes et plus significatives.

Considérez le contexte plus large de votre relation. Comment vous et votre partenaire montrez-vous votre affection en dehors de la chambre à coucher ? Des gestes simples comme se tenir la main, un baiser prolongé ou même un SMS affectueux peuvent renforcer le sentiment d'intimité. Lorsque les rencontres sexuelles s'inscrivent dans le cadre de cette connexion émotionnelle permanente, le plaisir dérivé de la stimulation du point G se mêle à un sentiment d'unité et d'amour.

Parfois, l'euphorie de la découverte de nouveaux sommets de plaisir grâce à la stimulation du point G peut conduire à se concentrer principalement sur les aspects physiques. Il est facile de se laisser entraîner par la maîtrise des techniques ou la recherche de la prochaine sensation excitante. Mais sans le soutien de l'intimité, ces expériences peuvent sembler vides. Imaginez le point G comme le gardien d'une connexion émotionnelle plus profonde. La clé n'est pas seulement de savoir comment le stimuler, mais aussi de le faire en gardant le contact visuel, en partageant des mots tendres et en s'engageant dans une exploration mutuelle.

Certains couples trouvent qu'il est bénéfique de consacrer du temps à des séances axées sur le plaisir et à des activités visant à renforcer l'intimité. Il peut s'agir de passer une soirée à essayer de nouvelles techniques et une autre soirée à se tenir dans les bras l'un de l'autre, à parler ou à prendre un bain. En diversifiant leurs interactions intimes, les couples peuvent s'assurer que leur vie sexuelle ne se résume pas à des moments de plaisir intense, mais qu'elle s'inscrit dans un parcours continu de connexion.

On ne saurait trop insister sur l'élément psychologique. Des liens psychologiques et émotionnels profonds peuvent accroître le plaisir physique. Lorsque les partenaires se sentent vraiment considérés et appréciés, leur capacité à se détendre et à s'abandonner aux sensations augmente. Imaginez un scénario dans lequel les deux partenaires sont totalement à l'écoute des rythmes, des désirs et des vulnérabilités de l'autre. Le point G n'est plus seulement un point physique, mais une pierre de touche pour le partage de la joie et de l'amour. La pleine conscience dans le domaine du sexe signifie être présent dans l'instant, en s'engageant pleinement dans les sensations et les émotions qui surgissent. Lorsque vous explorez la stimulation du point G, prenez le temps de vous écouter l'un l'autre. Remarquez comment le corps de votre partenaire réagit et soyez à l'écoute des changements subtils dans sa respiration ou ses mouvements. Cette attention favorise une connexion plus profonde et transforme l'acte en une expérience partagée plutôt qu'en une recherche solitaire de l'orgasme.

Il est également important de reconnaître que chaque relation connaît des hauts et des bas. Il peut y avoir des moments où le plaisir physique prime et d'autres où l'intimité émotionnelle est plus importante. La clé est le respect mutuel et la capacité d'adaptation. Si l'un des partenaires a l'impression que la balance penche trop d'un côté, il est essentiel de l'aborder avec douceur et de manière constructive. Des contrôles périodiques peuvent aider les partenaires à réaligner leurs besoins sexuels et émotionnels.

Enfin, il est essentiel de célébrer les petites victoires et les étapes importantes. Vous avez peut-être découvert une nouvelle position qui intensifie la stimulation du point G, ou vous avez appris quelque chose de nouveau sur les désirs de votre partenaire. Ces moments méritent d'être chéris. En résumé, l'équilibre entre le plaisir et l'intimité lors de l'intégration de la stimulation du point G dans une vie sexuelle saine est une danse permanente. Il s'agit d'entretenir la proximité émotionnelle tout en explorant le plaisir physique, en créant une symphonie où les deux éléments se complètent et s'enrichissent mutuellement. Embrassez le voyage avec un cœur ouvert et un esprit curieux, et vous découvrirez que le mélange du plaisir et de l'intimité conduira à un partenariat plus épanoui et plus connecté.

La stimulation du point G est une technique qui permet d'améliorer la qualité de la vie.

Approches holistiques

Adopter une approche holistique pour intégrer la stimulation du point G dans une vie sexuelle saine, c'est prendre en compte l'ensemble de la personne, c'est-à-dire son bien-être physique, émotionnel et psychologique. Il ne s'agit pas seulement de mécanique, mais de créer une vie intime épanouie et équilibrée qui nourrit les deux partenaires. En étant attentif à divers aspects, on peut favoriser une connexion plus profonde et une expérience sexuelle plus satisfaisante.

La santé physique constitue une base essentielle. Une activité physique régulière, une alimentation équilibrée et un sommeil suffisant contribuent tous à améliorer les niveaux d'énergie et l'endurance, ce qui peut améliorer les performances et le plaisir sexuels. La condition physique ne consiste pas à atteindre un type de corps spécifique, mais à maintenir un corps capable et réceptif. Lorsque vous

vous sentez bien dans votre corps, vous avez plus de chances de vous sentir confiant et ouvert à de nouvelles expériences, y compris la stimulation du point G.

L'intimité émotionnelle joue un rôle important dans les expériences sexuelles holistiques. Les partenaires doivent s'efforcer d'instaurer un climat de confiance et de compréhension grâce à une communication ouverte. Le fait de parler de ses désirs, de ses limites et de ses préférences peut éliminer l'anxiété et l'insécurité souvent associées à l'exploration sexuelle. Lorsque les deux partenaires se sentent écoutés et valorisés, le lien émotionnel se renforce, ouvrant la voie à des connexions physiques plus profondes.

Il est également essentiel de reconnaître le lien entre le corps et l'esprit. Le stress, l'anxiété et d'autres problèmes de santé mentale peuvent avoir un impact significatif sur l'expérience sexuelle. Des pratiques telles que la pleine conscience et la méditation peuvent aider à rester présent et engagé pendant les moments intimes, ce qui permet une expérience plus authentique et plus agréable. Des techniques telles que la respiration profonde et la prise de conscience du corps peuvent améliorer les sensations associées à la stimulation du point G, ce qui en fait une expérience plus intégrée.

L'aromathérapie peut servir d'adjuvant pour améliorer l'expérience sensorielle. Les parfums tels que la lavande, la rose et le bois de santal sont connus pour leurs propriétés relaxantes et peuvent créer un environnement apaisant qui rend l'exploration et la connexion plus accessibles. L'utilisation de diffuseurs, de bougies parfumées ou d'huiles essentielles peut contribuer à créer un espace calme et intime.

Au delà des pratiques physiques, il est essentiel de favoriser un environnement relationnel favorable. Il s'agit notamment de faire preuve de patience et d'empathie à l'égard des besoins et des vulnérabilités de l'autre. Encourager un espace sans jugement où les deux partenaires se sentent en sécurité pour exprimer leurs fantasmes et leurs inquiétudes peut amplifier la joie de la découverte et le plaisir mutuel.

Les pratiques spirituelles peuvent également faire partie d'une approche holistique. Pour ceux qui ont un penchant pour la spiritualité, les rituels, les prières ou le travail sur l'énergie peuvent ajouter une couche de profondeur à leurs expériences intimes. Des pratiques comme le tantra, qui se concentrent sur les dimensions spirituelles de la sexualité, peuvent permettre d'explorer la stimulation du point G d'une manière qui transcende le simple plaisir physique et entre dans le domaine du sublime.

Le régime alimentaire et la nutrition ne peuvent pas non plus être ignorés. Certains aliments sont connus comme aphrodisiaques et peuvent améliorer la libido et les niveaux d'énergie. L'incorporation d'aliments riches en vitamines et en minéraux, tels que le zinc (présent dans les huîtres), les antioxydants (abondants dans les baies) et les acides gras oméga-3 (provenant de poissons comme le saumon) peut améliorer la santé et la vitalité sexuelles globales.

Des bilans de santé réguliers et des consultations avec des prestataires de soins de santé permettent de s'assurer que tout problème de santé sous-jacent susceptible d'avoir un impact sur la fonction sexuelle est pris en compte. Les conditions telles que les déséquilibres hormonaux ou les maladies chroniques doivent être gérées de manière appropriée, car elles peuvent affecter le désir sexuel et la réactivité.

Intégrer des pratiques holistiques ne signifie pas adhérer à un ensemble de règles rigides, mais plutôt intégrer de multiples facettes du bien-être pour créer une vie sexuelle riche et épanouie. Il s'agit de comprendre et d'honorer son propre corps et ses émotions et d'être à l'écoute de son partenaire. Chacune de ces composantes - la santé physique, l'intimité émotionnelle, la pleine conscience mentale et la connexion spirituelle - s'imbrique pour former la tapisserie d'une relation sexuelle épanouie et joyeuse.

En fin de compte, l'objectif est de créer un espace où les deux partenaires peuvent explorer et exprimer ouvertement leurs désirs, se sentir soutenus et trouver une connexion plus profonde à travers leurs expériences sexuelles. L'adoption d'une approche holistique peut transformer la stimulation du point G d'un simple acte physique en un voyage partagé de découverte, de confiance et d'amour, améliorant non seulement le plaisir sexuel mais aussi la satisfaction globale de la relation.

Sachant que chaque aspect du bien-être d'une personne est intégré et que les pratiques de pleine conscience peuvent conduire à des expériences plus intenses, une approche holistique nous invite à regarder au-delà de la surface et à plonger dans une manière plus profonde et plus connectée de profiter de nos vies intimes.

L'objectif est de créer un espace où les deux partenaires peuvent explorer et exprimer leurs désirs ouvertement, se sentir soutenus et trouver une connexion plus profonde à travers leurs expériences sexuelles.

Chapitre 25:
Intégrer la stimulation du point P à une vie sexuelle saine

Intégrer la stimulation du point P à votre répertoire sexuel peut être une expérience transformatrice, qui accroît le plaisir et approfondit l'intimité. Il ne s'agit pas seulement de découvrir de nouvelles sensations, mais aussi d'ouvrir la communication avec votre partenaire, d'explorer la vulnérabilité et de donner la priorité à la satisfaction mutuelle. Lorsqu'elle est pratiquée avec curiosité et dans un esprit de partage, la stimulation du point P peut enrichir votre relation, faisant de chaque rencontre une découverte des dimensions physiques et émotionnelles. Les soins, l'hygiène et le consentement permanent sont essentiels. Rappelez-vous que la santé sexuelle fait partie du bien-être général et que l'intégration du jeu du point P est une autre étape d'une relation sexuelle aimante et informée.

Combinaison des techniques

Intégrer la stimulation du point P dans une vie sexuelle saine ouvre un champ de possibilités pour maximiser le plaisir sexuel et l'intimité. La combinaison des techniques peut amplifier les sensations et conduire à de profonds niveaux de satisfaction, que vous exploriez seul ou avec un partenaire.

L'une des premières considérations est la synchronisation. L'harmonie entre différents types de stimulation, par exemple en combinant les techniques du point P et du pénis, peut créer des vagues de plaisir qui se renforcent mutuellement. Imaginez que vous stimuliez la prostate tout en vous livrant à des caresses péniennes ou à un plaisir oral. Ces deux actions peuvent conduire à des orgasmes époustouflants et à une connexion plus profonde avec votre partenaire.

Dans le jeu en solo, la combinaison des techniques exige un sens aigu de la conscience du corps. Concentrez-vous d'abord sur les sensations provoquées par un type de stimulation, comme un massage doux du point P avec un doigt ou un jouet. Une fois que vous êtes à l'aise, commencez à incorporer la stimulation du pénis. Vous pouvez utiliser votre autre main ou un deuxième jouet conçu pour le plaisir pénien. L'alternance entre la stimulation du point P et celle du pénis peut donner lieu à un mélange de sensations, ce qui, en fin de compte, améliore votre expérience sexuelle. Il n'y a pas deux personnes qui réagissent exactement de la même manière aux stimuli. Il se peut que vous trouviez le plus grand plaisir dans le tapotement rythmique du point P combiné à des caresses lentes et délibérées du pénis. Ou peut-être la magie réside-t-elle dans une pression continue sur la prostate associée à des mouvements plus rapides et moins profonds du pénis. Découvrir ce qui vous convient le mieux est un voyage en soi, rempli de découvertes et d'excitation.

Pour les couples, la communication est primordiale. Le fait de parler ouvertement de ses préférences permet aux deux partenaires de se sentir à l'aise et de s'impliquer. Le fait de dire ce que l'on ressent ou de donner des conseils délicats peut faire passer la séance d'un simple plaisir à une expérience extraordinairement enrichissante. Il est essentiel que les deux partenaires soient à l'écoute des réactions de l'autre. De petits gestes ou des changements dans la respiration peuvent indiquer qu'il est temps d'intensifier ou d'atténuer la stimulation.

La variation est une autre stratégie clé dans la combinaison des techniques. L'alternance entre différents types de toucher et de pression maintient l'expérience dynamique et exaltante. Un moment peut impliquer une stimulation intense et ciblée du point P, tandis que le suivant peut passer à des effleurements légers et taquins sur le pénis. Cette variation évite la surstimulation et maintient le corps dans un état constant d'anticipation délicieuse.

L'utilisation de jouets spécialement conçus pour la double stimulation peut changer la donne. Certains jouets sont conçus pour stimuler la prostate de manière interne tout en offrant des vibrations externes pour la zone périnéale ou le pénis, comblant ainsi le fossé entre les deux formes de plaisir. Qu'il s'agisse de masseurs vibrants pour la prostate ou de godemichés à double fonction, leur intégration dans votre routine sexuelle peut améliorer l'expérience de manière exponentielle.

Incorporer la respiration et la pleine conscience dans votre routine peut également amplifier vos séances. En prêtant une attention particulière aux réactions de votre corps, en respirant profondément et en concentrant votre énergie mentale sur les sensations, vous pouvez intensifier l'expérience. La pleine conscience vous permet d'être pleinement présent et réceptif à chaque vague de plaisir, ce qui rend l'apogée encore plus mémorable.

Pour ceux qui s'aventurent dans les techniques combinées avec un partenaire, la confiance est la pierre angulaire. Une relation fondée sur une communication ouverte et un respect mutuel enrichira l'expérience sexuelle. Créez un environnement dans lequel il est normal, et non gênant, de parler de frontières et de limites. Il peut s'agir de se mettre d'accord sur des mots ou des signaux sûrs que l'un ou l'autre des partenaires peut utiliser à tout moment.

Explorer la stimulation du point P en même temps que d'autres formes de plaisir ne doit pas toujours conduire à l'orgasme comme seul objectif. Parfois, le voyage peut être tout aussi satisfaisant que la destination. Participez à des séances où l'objectif est uniquement de profiter du corps de l'autre et de la myriade de sensations que procurent les différentes techniques de stimulation.

Un autre aspect à prendre en compte est l'intégration des lubrifiants. Lorsque l'on combine des techniques, une lubrification adéquate est essentielle pour le confort et l'amélioration des sensations. Optez pour des lubrifiants de qualité, sans danger pour le corps et qui ne sèchent pas rapidement. Ce simple ajout peut rendre l'expérience plus douce et plus agréable.

Définir l'ambiance peut être tout aussi crucial. Un éclairage tamisé, une musique douce et même des bougies parfumées peuvent contribuer à créer une atmosphère détendue et intime propice à l'exploration des techniques de double stimulation. Le fait de se sentir détendu permet aux deux partenaires de s'immerger pleinement dans les sensations, sans distraction, ce qui rend l'expérience profondément intime et gratifiante.

Trouver le rythme parfait, c'est comme diriger un orchestre. La combinaison de la stimulation du point P et du pénis nécessite une cadence équilibrée qui va et vient, vous rapprochant, vous ou votre partenaire, de l'orgasme par vagues plutôt que par pointes rapides. Écoutez votre corps et laissez-vous guider par votre intuition, en ajustant la pression et la vitesse si nécessaire.

Lorsqu'il s'agit d'ajouter d'autres formes de toucher, n'oubliez pas le reste du corps. Incorporez des éléments tels que la stimulation des mamelons, de douces caresses sur les cuisses, ou même des baisers et des chuchotements. La synergie de ces efforts combinés peut faire en sorte que l'expérience globale ne concerne pas seulement les organes génitaux, mais qu'elle englobe toutes les sensations du corps entier.

En définitive, l'expérimentation des techniques de combinaison est un voyage d'exploration et de découverte. Il faut du temps, de la pratique et une volonté de communiquer ouvertement. Mais les récompenses - une connexion plus profonde avec votre partenaire et une compréhension plus nuancée de votre propre corps - font que chaque moment en vaut la peine.

L'équilibre est essentiel. Veiller à ce que le temps que vous consacrez à la stimulation du point P soit harmonieusement compensé par le temps que vous consacrez à d'autres zones de plaisir permet de vivre une expérience sexuelle holistique. C'est cet équilibre qui fait que l'ensemble de la rencontre ressemble moins à une séquence d'actions qu'à une danse fluide et sans heurts.

Trouver la bonne combinaison de techniques adaptées à vos préférences uniques et les incorporer à votre routine sexuelle demande de la patience et de l'ouverture d'esprit. Mais si vous le faites correctement, cela peut transformer vos expériences sexuelles en voyages de plaisir profondément satisfaisants et multidimensionnels.

Maintenir une relation sexuelle saine

Maintenir une relation sexuelle saine tout en intégrant la stimulation du point P est un art qui combine la communication, la confiance et le respect mutuel. Il s'agit de créer un environnement sûr et aimant dans lequel les deux partenaires se sentent valorisés et écoutés. Une communication ouverte est primordiale. Discuter ouvertement des limites, des préférences et des désirs peut transformer l'expérience en quelque chose de profondément intime et de mutuellement satisfaisant.

Lorsque l'on commence à explorer la stimulation du point P, il est crucial de partir d'une base de confiance et de compréhension. Discuter des attentes et des préoccupations permet aux deux partenaires de se sentir à l'aise et respectés. La confiance ne se construit pas du jour au lendemain ; elle se développe grâce à une communication cohérente et honnête. L'expression de la vulnérabilité et le soutien peuvent renforcer le lien émotionnel et sexuel entre les partenaires.

La variété joue un rôle important dans le maintien de l'intimité. L'exploration de différentes techniques et l'expérimentation de jouets peuvent introduire de nouvelles sensations et maintenir l'excitation dans la relation sexuelle. N'oubliez pas que l'accent doit être mis sur le plaisir et la jouissance plutôt que sur la réalisation d'un objectif. Cet état d'esprit peut atténuer la pression et rendre l'expérience plus agréable pour les deux partenaires.

Un aspect essentiel du maintien d'une relation sexuelle saine est de donner la priorité au plaisir mutuel. S'assurer que les deux partenaires s'investissent également dans l'expérience renforce l'intimité et la connexion. En vous concentrant sur le plaisir de l'autre, vous créez une relation plus équilibrée et plus satisfaisante. Prenez le temps de comprendre les signaux et les réponses de votre partenaire et n'hésitez pas à poser des questions. Ce dialogue permanent favorise une connexion plus profonde.

Incorporer la stimulation du point P ne signifie pas négliger les autres formes d'intimité. Les gestes traditionnels comme les baisers, les caresses et les contacts affectueux font partie intégrante du maintien d'une relation sexuelle saine. Ces gestes créent une base d'amour et de chaleur qui améliore l'expérience globale. Équilibrer la stimulation du point P avec d'autres pratiques intimes garantit une relation équilibrée et épanouissante.

Respectez les limites et les niveaux de confort de l'autre. Tout le monde ne se sentira pas forcément à l'aise avec l'exploration du point P, et c'est tout à fait normal. La patience et la compréhension sont essentielles. L'introduction progressive de nouveaux éléments et un temps d'adaptation peuvent rendre l'expérience plus confortable et plus agréable. Accordez toujours la priorité au consentement et assurez-vous que les deux partenaires sont d'accord.

La routine n'est pas mauvaise en soi, mais le fait de mélanger les choses peut considérablement améliorer votre vie sexuelle. En essayant régulièrement de nouvelles positions, de nouveaux réglages ou de nouvelles techniques, vous évitez que l'expérience ne devienne monotone. Il ne s'agit pas de changer constamment, mais plutôt de trouver un rythme qui convient aux deux partenaires tout en introduisant de temps en temps de nouveaux éléments pour garder les choses excitantes.

Maintenir une relation sexuelle saine implique également de prendre soin de son bien-être mental et physique. Une bonne alimentation, une activité physique régulière et la gestion du stress contribuent à une expérience sexuelle plus satisfaisante. Lorsque les deux partenaires se sentent bien dans leur peau, ils sont plus enclins à s'engager avec enthousiasme dans des activités sexuelles. S'assurer que vous êtes tous deux dans un espace mental sain peut être tout aussi important que la préparation physique.

L'intimité émotionnelle est aussi vitale que l'intimité physique. Le partage des sentiments, des pensées et des expériences renforce le lien émotionnel et rend les expériences sexuelles plus profondes. Passez du temps de qualité ensemble en dehors de la chambre à coucher pour construire ce lien émotionnel. Qu'il s'agisse d'un passe-temps commun, d'une conversation intéressante ou du simple fait d'apprécier la compagnie de l'autre, ces moments contribuent à une connexion plus profonde.

L'exploration éducative peut également favoriser une relation sexuelle saine. Les couples qui apprennent ensemble les différentes techniques et réactions corporelles peuvent mieux se comprendre et se satisfaire mutuellement. La lecture de livres, la participation à des ateliers ou la recherche de conseils auprès de professionnels peuvent apporter de nouvelles perspectives et de nouvelles idées. La connaissance permet aux deux partenaires d'explorer en toute confiance et en toute sécurité.

Un autre aspect à prendre en compte est le rôle de la spontanéité et des rencontres planifiées. Si la spontanéité peut ajouter de l'excitation, les moments d'intimité planifiés garantissent que les deux partenaires sont prêts et consentants, ce qui améliore l'expérience. L'équilibre entre ces deux approches permet de maintenir une relation dynamique et agréable.

Il est essentiel de reconnaître et de célébrer les efforts de l'autre. Les commentaires complémentaires et les encouragements peuvent renforcer l'estime de soi et rendre les expériences intimes plus gratifiantes. Affirmer les désirs et les efforts de l'autre crée un environnement positif où les deux partenaires se sentent appréciés.

Maintenir une relation sexuelle saine tout en explorant de nouveaux aspects tels que la stimulation du point P nécessite une approche équilibrée. Mettez l'accent sur la communication, la confiance et la satisfaction mutuelle pour créer un environnement épanouissant et aimant. En donnant la priorité à ces éléments, les couples peuvent améliorer leur intimité et construire une relation sexuelle résiliente et agréable.

La stimulation du point P est l'un des aspects les plus importants de la vie sexuelle.

Conclusion

Alors que nous arrivons au terme de ce voyage dans les domaines fascinants de la stimulation du point G et du point P, il est essentiel de réfléchir aux idées plus profondes que nous avons découvertes. Les subtilités du plaisir sexuel, souvent entourées de mystère et d'incompréhension, ont été mises à nu grâce à la recherche scientifique, à l'exploration personnelle et à une communication ouverte. Il ne s'agit pas seulement d'un guide, mais d'une invitation à transformer votre vie intime.

Le plaisir sexuel, célébré dans d'innombrables cultures et histoires, reste un aspect profondément personnel et transformateur de l'expérience humaine. Comprendre l'anatomie et la science du point G et du point P constitue une base, mais c'est l'exploration individuelle et la connexion émotionnelle qui donnent vie à ces concepts. Ce livre vous offre les outils, les techniques et les connaissances nécessaires pour vous lancer dans cette exploration avec confiance et curiosité.

Le voyage à la découverte de son propre corps et de celui de ses partenaires est autant une affaire d'esprit que de sensations physiques. Les chapitres consacrés aux aspects psychologiques soulignent le lien profond qui existe entre l'excitation mentale et le plaisir physique. Surmonter les barrières - qu'elles soient mentales, émotionnelles ou sociétales - est crucial pour une expérience sexuelle épanouie. Lorsqu'il est abordé avec un cœur et un esprit ouverts, le processus d'apprentissage et d'expérimentation de différentes techniques peut devenir un voyage mutuel de croissance et de découverte.

La communication est le fondement de toute relation intime. Les chapitres consacrés aux techniques de partenariat et à l'amélioration de l'intimité soulignent l'importance du dialogue, tant verbal que non verbal. Partager ses désirs, ses limites et ses expériences permet d'approfondir les liens et d'accroître la satisfaction mutuelle. Les relations s'épanouissent grâce à ce type de communication ouverte et empathique, qui crée un espace sûr pour l'exploration continue et la joie.

Le jeu solo, autre domaine crucial abordé, est souvent la première étape vers la découverte du plaisir sexuel. Connaître son propre corps, savoir ce qui est agréable et comment obtenir ces sensations magiques peut être incroyablement stimulant. Cette compréhension de soi jette les bases d'une exploration future avec les partenaires, permettant une communication plus claire des désirs et des besoins.

Les techniques avancées exposées dans les dernières sections du livre ne sont pas réservées aux amateurs chevronnés, mais à toute personne désireuse de repousser les limites de ses expériences sexuelles. Elles permettent d'intensifier le plaisir, d'améliorer les compétences et d'approfondir les relations intimes. N'oubliez pas que l'exploration sexuelle est un voyage qui dure toute la vie et qui offre des possibilités et des découvertes infinies. Il y a toujours de la place pour la croissance, quel que soit votre niveau d'expérience.

La sécurité et l'hygiène, bien qu'elles ne soient peut-être pas les aspects les plus séduisants de l'exploration sexuelle, sont d'une importance fondamentale. Des soins appropriés et des pratiques éclairées garantissent que vos expériences ne sont pas seulement agréables, mais aussi saines et durables. En abordant les préoccupations courantes et en fournissant des conseils pratiques, ce livre vise à vous doter des connaissances nécessaires pour profiter de votre exploration en toute sérénité.

En abordant les mythes et les idées fausses qui entourent le point G et le point P, nous visons à vous libérer des fausses croyances qui pourraient entraver votre potentiel sexuel. La dissipation de ces mythes ouvre la voie à une vie sexuelle plus honnête, mieux informée et plus riche. La connaissance dissipe la peur et la remplace par la curiosité et la confiance.

Notre exploration serait incomplète si nous ne considérions pas la façon dont ces techniques spécifiques s'intègrent dans une vie sexuelle holistique. L'équilibre et l'intégration sont essentiels. Il ne s'agit pas de mettre de côté d'autres aspects de l'intimité, mais d'enrichir la tapisserie globale de votre relation sexuelle. Les idées et les techniques présentées dans ce livre sont destinées à être intégrées dans le contexte plus large de l'intimité émotionnelle, de l'épanouissement personnel et de la santé relationnelle. C'est un chemin vers une compréhension et une connexion plus profondes, à soi-même et à son partenaire. C'est une invitation à vivre une vie plus intime et mieux exprimée. En continuant d'explorer et d'appliquer les connaissances acquises ici, laissez la curiosité être votre guide et la communication votre alliée.

N'oubliez pas que votre sexualité fait partie intégrante de votre identité et mérite d'être explorée, comprise et célébrée. Continuez à apprendre, à expérimenter et, surtout, à communiquer. Grâce à ce cheminement continu, vous avez la possibilité de transformer continuellement vos expériences sexuelles en aspects plus riches et plus profonds de votre vie. Votre engagement à comprendre et à améliorer le plaisir sexuel ouvre la voie à une vie plus intime, plus satisfaisante et plus joyeuse. Accueillez les découvertes que vous avez faites et laissez-les allumer l'étincelle dans vos relations intimes. Nous vous souhaitons une vie de plaisir, de connexion et d'épanouissement.

La sexualité est une affaire de famille.

Annexe A:
Annexe

Cette section a pour but de fournir des ressources et des informations supplémentaires qui vous aideront à comprendre et à maîtriser la stimulation du point G et du point P. L'annexe vise à offrir des conseils pratiques, des lectures recommandées et des astuces qui n'ont pas été abordées dans les chapitres principaux et qui constituent un soutien supplémentaire à votre exploration et à votre apprentissage. L'annexe vise à offrir des conseils pratiques, des lectures recommandées et des astuces qui n'ont pas été abordées dans les chapitres principaux, fonctionnant comme une couche supplémentaire de soutien pour votre exploration et votre apprentissage continus.

Conseils supplémentaires pour améliorer le plaisir

Bien que nous ayons approfondi les techniques et la science derrière la stimulation du point G et du point P, il existe toujours des conseils plus nuancés qui peuvent enrichir votre expérience:

La pratique de la pleine conscience: L'incorporation de techniques de pleine conscience peut considérablement approfondir vos expériences sensuelles. Le fait d'être présent au moment présent et pleinement conscient de vos sensations corporelles peut accroître le plaisir.

Exercices de respiration: La respiration contrôlée peut jouer un rôle essentiel dans le plaisir sexuel. Une respiration profonde et rythmée peut vous aider à gérer les niveaux d'excitation et à prolonger votre expérience sexuelle.

Expérimenter avec des accessoires: Les oreillers et autres supports souples peuvent vous aider à atteindre et à maintenir des positions optimales pour la stimulation du point G et du point P, améliorant ainsi le confort et le plaisir.

Produits recommandés

En plus des techniques abordées dans ce livre, divers produits peuvent vous aider à rendre votre exploration encore plus gratifiante:

Lubrifiants de haute qualité: Optez pour des lubrifiants exempts de produits chimiques agressifs. Les options à base d'eau sont généralement sûres et efficaces pour la plupart des formes de stimulation.

Jouets spécialisés: Il existe d'innombrables jouets conçus spécifiquement pour la stimulation du point G et du point P. Recherchez ceux qui ont une forme ergonomique et qui sont faciles à manipuler. Recherchez ceux qui ont des formes ergonomiques et des réglages de vibration personnalisables pour trouver ce qui répond le mieux à vos besoins.

Aides à la relaxation: Les huiles d'aromathérapie et la musique apaisante peuvent créer une atmosphère invitante, facilitant la relaxation et l'engagement total dans l'expérience.

Journaux et suivi des progrès

La tenue d'un journal peut être un outil puissant pour comprendre vos préférences et vos progrès. Documenter vos expériences peut vous aider à identifier les techniques qui fonctionnent le mieux et à affiner votre approche au fil du temps.

Ateliers et cours

De nombreux ateliers et cours en ligne sont disponibles pour ceux qui cherchent à approfondir leur compréhension. Ils permettent d'acquérir une expérience pratique et de bénéficier de conseils d'experts, ce qui constitue un complément inestimable aux informations contenues dans ce livre.

Orientation professionnelle

Si vous rencontrez des difficultés ou si vous avez des préoccupations particulières, la consultation d'un sexologue ou d'un professionnel de la santé peut vous apporter des conseils et un soutien personnalisés. Les conseils d'un professionnel peuvent vous aider à surmonter les obstacles mentaux ou physiques auxquels vous pouvez être confronté(e).

Constituer une communauté de soutien

La participation à des communautés de soutien, que ce soit en ligne ou en personne, peut vous apporter des encouragements et une sagesse partagée. Envisagez de vous joindre à des forums, d'assister à des rencontres ou de participer à des groupes de médias sociaux axés sur la santé et le plaisir sexuels.

Adoptez cette annexe comme une ressource continue sur votre chemin vers l'illumination sexuelle. N'oubliez pas que ce voyage vous est propre et que chaque étape que vous franchissez témoigne de votre engagement à construire une vie intime plus riche et plus épanouissante.

Glossaire des termes

Ce glossaire vise à démystifier et à définir les termes et concepts clés que vous rencontrerez tout au long de ce livre. La compréhension de ces termes vous permettra de vivre vos expériences intimes avec plus de confiance et de conscience.

Arousal:État physiologique et psychologique qui augmente le désir sexuel et la préparation à l'activité sexuelle.

Clitoris: Petit organe sensible situé au sommet de la vulve, reconnu pour son rôle important dans le plaisir sexuel féminin.

Désensibilisation: Diminution de la sensibilité, qui peut survenir temporairement après une stimulation prolongée ou intense.

Zones érogènes: Zones du corps particulièrement sensibles au toucher et pouvant provoquer une excitation sexuelle.

Point G: Zone sensible située dans la paroi vaginale antérieure, connue pour son potentiel à augmenter le plaisir sexuel et à provoquer des orgasmes.

Lubrification: Substance naturelle ou artificielle qui réduit la friction pendant l'activité sexuelle, améliorant ainsi le confort et le plaisir.

Connexion corps-esprit:L'interaction entre les états mentaux et physiques, qui peut notamment influencer les expériences sexuelles.

Orgasme: L'apogée du plaisir sexuel caractérisé par des sensations physiques et émotionnelles intenses.

Point P: Également connu sous le nom de prostate, une glande située près de la vessie masculine, qui peut être stimulée pour augmenter le plaisir sexuel.

Prostate: Glandes de la taille d'une noix chez l'homme qui peuvent être stimulées pour le plaisir et qui participent à la production du liquide séminal.

Période réfractaire: Phase de récupération après l'orgasme pendant laquelle il est physiologiquement impossible pour un individu d'avoir un autre orgasme.

Stimulation: Action de susciter ou d'accroître l'activité ou l'intérêt dans un contexte sexuel, souvent par le toucher, le mouvement ou des dispositifs.

Vagin: Canal musculaire féminin qui s'étend de la vulve au col de l'utérus, capable d'une expansion importante et sensible à diverses formes de stimulation.

Vulve: Partie externe des organes génitaux féminins, englobant les lèvres, le clitoris et l'ouverture du vagin.

Définitions des concepts clés

Pour apprécier et maîtriser pleinement la stimulation du point G et du point P, il est essentiel de comprendre plusieurs concepts clés qui servent de base à une exploration plus approfondie et à un plaisir accru. Cette section du glossaire vise à démystifier ces termes, en fournissant des définitions claires et concises qui vous aideront à naviguer dans les chapitres suivants avec confiance et facilité. Des composantes biologiques aux principes psychologiques, une bonne maîtrise de ces concepts vous permettra d'appliquer plus efficacement diverses techniques et de comprendre leur impact sur vos expériences intimes.

Point G: Le point G, ou point de Grafenberg, est une zone située dans la paroi antérieure du vagin, à quelques centimètres à l'intérieur. Découvert par le gynécologue allemand Ernst Gräfenberg, il s'agit d'une région sensible qui, lorsqu'elle est stimulée correctement, peut entraîner un plaisir intense et parfois même l'éjaculation chez les personnes assignées à une femme à la naissance (AFAB). Comprendre son emplacement et sa structure est essentiel pour les explorateurs solitaires et les couples désireux d'améliorer leurs moments intimes.

Point P: Le point P, communément appelé prostate, est une glande située juste en dessous de la vessie chez les individus assignés à un sexe masculin à la naissance (AMAB). Lorsqu'il est stimulé, il peut produire de profondes sensations de plaisir. Elle n'est pas seulement essentielle à la performance sexuelle, mais joue également un rôle vital dans la santé sexuelle globale de l'homme. Savoir comment localiser et stimuler le point P peut ouvrir de nouvelles dimensions de plaisir et de satisfaction.

Techniques de stimulation: Ce terme englobe les diverses méthodes utilisées pour stimuler le point G et le point P afin de susciter le plaisir sexuel. Les techniques vont des méthodes manuelles (avec les doigts) aux méthodes avancées (avec des jouets sexuels). Chaque technique présente des avantages et des défis uniques, et le fait de les comprendre peut considérablement améliorer la capacité d'une personne à obtenir et à donner du plaisir.

Solo Play: Le jeu en solitaire fait référence à l'acte de se faire plaisir sexuellement. Dans le contexte de ce livre, il s'agit de techniques de stimulation du point G et du point P que l'on peut pratiquer seul. Le jeu solitaire est un élément essentiel du bien-être sexuel, car il permet aux individus de mieux comprendre leur corps, d'identifier les sensations agréables et d'explorer de nouvelles façons d'éprouver du plaisir.

Le jeu en couple: Le jeu de couple implique l'intégration des techniques de stimulation du point G et du point P dans la dynamique d'une relation. Il implique une exploration, une communication et une compréhension mutuelles afin d'améliorer l'intimité et la satisfaction sexuelle. Le jeu en couple permet non seulement d'approfondir la connexion physique, mais aussi de renforcer le lien émotionnel entre les partenaires.

Cycle de réponse sexuelle: Ce concept, défini par Masters et Johnson, est un processus en quatre phases qui décrit la séquence des changements physiques et émotionnels qui se produisent lorsqu'une personne devient sexuellement excitée et participe à des activités sexuellement stimulantes. Ces phases comprennent l'excitation, le plateau, l'orgasme et la résolution. La compréhension de ce cycle peut aider à comprendre comment la stimulation du point G et du point P s'inscrit dans des expériences sexuelles plus larges.

Connexion corps-esprit: La relation complexe entre l'état mental d'une personne et ses réactions physiques pendant les activités sexuelles. Ce lien joue un rôle essentiel dans la stimulation du point G et du point P, car une préparation mentale et un état d'esprit détendu peuvent accroître considérablement le plaisir physique. Reconnaître l'importance d'un état d'esprit sain permet de vivre des expériences plus significatives et plus satisfaisantes.

Santé sexuelle: Ce terme général englobe le bien-être global lié à la sexualité. Il comprend la santé physique, comme le fonctionnement des organes et des systèmes sexuels, ainsi que les états mentaux et émotionnels, comme le fait de se sentir à l'aise et confiant dans sa sexualité. La pratique de techniques sûres et hygiéniques pour la stimulation du point G et du point P est essentielle au maintien de la santé sexuelle.

Communication: Un dialogue ouvert et honnête sur les préférences, les limites et les expériences sexuelles est essentiel pour le jeu en solo et en couple. Une communication efficace garantit que tous les participants sont à l'aise, consentants et profitent pleinement de l'expérience. Elle permet également d'explorer de nouvelles techniques et d'éliminer les malentendus liés à l'exploration du point G et du point P.

Sécurité et hygiène: Ces termes font référence aux meilleures pratiques et aux précautions nécessaires pour prévenir les infections, les blessures et autres problèmes de santé lors de la stimulation du point G et du point P. La sécurité et l'hygiène comprennent l'utilisation d'un matériel propre et approprié pour la stimulation du point G et du point P. La sécurité et l'hygiène comprennent l'utilisation de jouets propres et appropriés, le lavage des mains et la compréhension des réactions du corps aux différents types de stimuli.

Orgasmes mélangés: Un orgasme résultant de la stimulation simultanée de plusieurs zones érogènes, telles que le point G et le clitoris ou le point P et le pénis. Les orgasmes mixtes peuvent conduire à des expériences sexuelles plus intenses et plus satisfaisantes. La compréhension et la maîtrise des techniques permettant d'obtenir des orgasmes mixtes peuvent améliorer la qualité du plaisir sexuel.

Mythes et idées fausses: Tout au long du livre, vous rencontrerez divers mythes et idées fausses sur la stimulation du point G et du point P. Il s'agit de croyances ou d'idées erronées qui peuvent entraîner une perte de confiance en soi ou une perte d'estime de soi. Il s'agit de croyances ou d'idées erronées qui peuvent entraver la compréhension et l'exploration du plaisir sexuel. En dissipant ces mythes à l'aide d'informations factuelles et scientifiques, on contribue à créer une approche plus précise et plus positive de la santé sexuelle.

Préparation émotionnelle: Être prêt sur le plan émotionnel implique de comprendre et de gérer les sentiments de vulnérabilité, d'excitation et d'anticipation qui accompagnent l'exploration de nouvelles facettes du plaisir sexuel. C'est particulièrement important pour la stimulation du point P et du point G, car il s'agit de zones intimes qui requièrent un niveau élevé de confiance et de confort, en particulier dans les scénarios en couple: Une expérience complexe et multidimensionnelle qui implique des sensations physiques, des liens émotionnels et des états psychologiques. La maîtrise des techniques de stimulation du point G et du point P a pour but d'enrichir le spectre global du plaisir sexuel et d'en faire une expérience plus épanouissante et plus profonde. Une bonne connaissance de ces concepts clés permet une compréhension holistique et une application pratique, garantissant que le voyage vers une intimité améliorée est à la fois instructif et agréable.

Lors de notre voyage dans le monde complexe de la stimulation du point G et du point P, ces concepts clés vous serviront de points de repère. La compréhension de ces définitions garantit une approche équilibrée, vous permettant d'intégrer sans difficulté de nouvelles connaissances et techniques dans votre vie intime. L'exploration de ces idées fondamentales ne vous donne pas seulement des moyens d'action, mais renforce également la joie et la connexion que vous partagez avec votre partenaire ou vous-même, rendant chaque moment d'exploration vraiment enrichissant.

Les définitions de la stimulation du point G et du point P sont les suivantes

Comprendre les termes techniques

Dans tout domaine d'expertise, la compréhension de termes techniques spécifiques est cruciale pour la maîtrise et la confiance en soi. Dans le domaine du plaisir sexuel et des activités intimes, il existe une multitude de termes et d'expressions qui peuvent sembler intimidants ou déroutants au premier abord. En démystifiant ces termes, nous pouvons permettre aux individus et aux couples de se sentir bien informés et assurés dans leurs explorations.

L'anatomie sexuelle est un aspect fondamental qui nécessite une compréhension claire. Le point G, par exemple, n'est pas simplement un concept vague, mais une zone distincte de l'anatomie féminine qui, lorsqu'elle est stimulée, peut donner lieu à des sensations et à des orgasmes puissants. De même, le point P, souvent appelé prostate, joue un rôle essentiel dans le plaisir sexuel de l'homme. Il est essentiel de comprendre ces termes non seulement comme des références anatomiques, mais aussi comme des composantes d'un cadre sexuel plus large.

Un autre terme particulièrement important est celui de "zone érogène". Il s'agit de zones sensibles du corps qui ont tendance à réagir positivement au toucher et peuvent faciliter l'excitation. Si certaines zones sont bien connues, comme les mamelons ou l'intérieur des cuisses, d'autres sont moins discutées mais tout aussi importantes. Savoir où se trouvent ces zones et comment elles peuvent contribuer au plaisir sexuel aide à prendre des décisions informées et intentionnelles pendant les moments intimes.

Le concept de "cycle de réponse sexuelle" est un autre terme clé qui aide à comprendre comment notre corps réagit pendant les différents stades de l'excitation et de l'apogée. Ce cycle comprend généralement des phases telles que l'excitation, le plateau, l'orgasme et la résolution. Reconnaître ces étapes peut aider les individus et les couples à identifier les points sur lesquels ils souhaitent concentrer leur énergie et comment prolonger ou améliorer certaines expériences.

La "stimulation" est un terme que vous rencontrerez fréquemment, en particulier dans un guide axé sur l'amélioration du plaisir. Il s'agit d'appliquer diverses formes de toucher ou de pression sur différentes parties du corps pour susciter le plaisir. Les techniques de stimulation peuvent varier considérablement, allant de douces caresses à des formes d'interaction plus intenses, et la compréhension de ces variations peut aider à adapter les expériences aux préférences individuelles.

Dans le domaine des outils et des jouets, des termes tels que "vibrateur", "godemiché" et "perles anales" doivent être bien compris. Chacun de ces outils a une fonction et une conception spécifiques, conçues pour stimuler le point G, le point P ou d'autres zones érogènes. La connaissance de ces termes permet aux lecteurs de choisir l'outil adapté à leurs besoins et de l'utiliser efficacement.

Il ne faut pas négliger l'importance de la "lubrification" dans ces discussions. La lubrification naturelle peut être complétée par des lubrifiants artificiels pour assurer le confort et la sécurité lors des activités intimes. Les différents types de lubrifiants, tels que ceux à base d'eau, de silicone ou d'huile, présentent divers avantages et inconvénients potentiels. Savoir quand et comment utiliser chaque type de lubrifiant peut grandement améliorer l'expérience et prévenir l'inconfort.

Le "consentement" est peut-être l'un des termes les plus cruciaux du glossaire du plaisir sexuel. La compréhension du consentement est essentielle à toute relation sexuelle saine. Il implique un accord clair, éclairé et volontaire pour s'engager dans une activité spécifique. Dans le contexte de l'exploration de nouveaux types de stimulation sexuelle, un consentement continu et une communication ouverte sont essentiels pour garantir une expérience positive et respectueuse pour toutes les parties concernées.

Il y a ensuite des termes psychologiques comme "excitation", "désir" et "libido". Ces termes expliquent les aspects mentaux et émotionnels du plaisir sexuel. Leur compréhension permet de mieux comprendre comment les états mentaux peuvent influencer les sensations physiques et vice versa. Reconnaître l'interaction complexe entre le corps et l'esprit peut s'avérer révolutionnaire pour parvenir à des expériences plus profondes et plus épanouissantes.

Tout aussi importants sont les termes cliniques que l'on rencontre souvent dans la recherche scientifique. Des termes tels que "neurotransmetteurs" et "hormones" jouent un rôle essentiel dans la compréhension des mécanismes biologiques à l'origine du plaisir sexuel. Ces substances chimiques, telles que l'ocytocine et la dopamine, peuvent profondément influencer nos sensations et nos réactions émotionnelles pendant les moments intimes.

La "sécurité" et l'"hygiène" sont également des termes qui apparaissent fréquemment dans les discussions sur les techniques de plaisir sexuel. La sécurité implique de comprendre les limites de son corps, de savoir comment éviter les blessures et de reconnaître quand quelque chose ne va pas. L'hygiène concerne des pratiques telles que le nettoyage des jouets et des mains, qui sont essentielles pour prévenir les infections et maintenir une vie sexuelle saine.

Prendre le temps de saisir ces termes techniques ajoute une couche de compréhension et de respect aux conversations sur le plaisir sexuel. Ces discussions ne sont plus des sujets tabous ou gênants, mais des dialogues éclairés et responsabilisants. En connaissant le langage de ce domaine intime, les individus et les couples peuvent communiquer plus efficacement, explorer avec plus de confiance et jouir plus profondément.

Dans l'ensemble, la compréhension de ces termes techniques vous permet de plonger plus profondément dans le domaine complexe, magnifique et incroyablement gratifiant du plaisir sexuel. Il s'agit de créer un vocabulaire commun qui permet non seulement de combler les lacunes en matière de connaissances, mais aussi de renforcer les liens. Cette base permet d'explorer avec curiosité et confiance, ce qui rend chaque expérience intime non seulement plus agréable, mais aussi profondément enrichissante.

Chapitre 26:
Lectures complémentaires
et ressources

Dans votre quête pour approfondir votre compréhension du plaisir sexuel, il est essentiel de rechercher des perspectives variées et d'enrichir continuellement vos connaissances. Ce chapitre propose une sélection de livres, d'articles et de ressources en ligne recommandés qui approfondissent la stimulation du point G et du point P, en fournissant des informations précieuses et des techniques avancées. Des études scientifiques aux conseils d'experts, vous trouverez des ressources qui s'adressent aussi bien aux explorateurs solitaires qu'aux couples désireux d'améliorer leurs relations intimes. La consultation de ces documents vous permettra non seulement d'obtenir des informations, mais aussi de vous inspirer pour naviguer en toute confiance sur la carte de votre plaisir personnel et favoriser une intimité plus profonde avec votre partenaire. Saisissez l'opportunité d'apprendre des meilleurs esprits en matière de santé sexuelle et d'intimité, et transformez votre compréhension en une expérience sensuelle plus épanouissante et plus aventureuse.

La vie sexuelle et l'intimité sont des sujets d'actualité.

Livres et articles recommandés

La littérature et la recherche universitaire peuvent s'avérer indispensables pour approfondir votre compréhension du plaisir sexuel. Il existe une mine de connaissances qui peuvent améliorer vos expériences intimes grâce à la stimulation du point G et du point P. Les livres et articles suivants ont été soigneusement sélectionnés pour leur qualité et leur pertinence. Les livres et articles suivants ont été soigneusement sélectionnés pour élargir vos perspectives et vous doter de connaissances avancées.

"Come As You Are" par Emily Nagoski: Ce livre plonge au cœur de la science du sexe et de la sexualité, en présentant un contenu informatif et réaliste. L'approche de Nagoski, fondée sur des preuves, décrypte les mécanismes sous-jacents de la réponse sexuelle et offre des conseils pratiques pour mieux comprendre et améliorer le plaisir sexuel.

"Mating in Captivity" par Esther Perel: Renommée pour sa compréhension des subtilités du désir et de l'intimité, Perelâs explore comment les couples peuvent concilier le besoin de sécurité et la poursuite de la passion. Bien qu'elle ne se concentre pas uniquement sur la stimulation du point G ou du point P, ses discussions sur l'amélioration de l'intimité peuvent servir de base à une exploration réussie dans ces domaines.

"The Hite Report" par Shere Hite: Ouvrage pionnier dans l'étude de la sexualité féminine, ce rapport fondamental recueille des témoignages de première main et des données statistiques pour brosser un tableau complet des expériences sexuelles des femmes. Comprendre la diversité du plaisir sexuel peut être déterminant pour reconnaître et apprécier les nuances individuelles de la stimulation du point G et du point P.

"Anal Pleasure & Health" par Jack Morin: Ce livre est un guide approfondi, étayé par des recherches, pour comprendre le plaisir et la santé de l'anus. L'écriture compatissante et informative de Morin brise les tabous et fournit une base solide pour explorer la stimulation du point P en toute sécurité et avec plaisir.

"She Comes First" par Ian Kerner: Le travail de Kerner est fortement axé sur l'importance du plaisir féminin dans les relations hétérosexuelles. En mettant l'accent sur des techniques et des stratégies spécifiques au point G, Kerner fournit des conseils pratiques qui permettent d'améliorer la stimulation du point G.

"The Multi-Orgasmic Man" par Mantak Chia et Douglas Abrams: Explorant le spectre complet de la sexualité masculine et les techniques pour atteindre des orgasmes multiples, ce livre aborde l'importance du point P. Il fournit une vision holistique de l'amélioration du plaisir féminin dans les relations hétérosexuelles. Il offre une vision holistique de l'amélioration de la santé et du plaisir sexuels masculins.

Outre ces livres, plusieurs articles et documents universitaires offrent une perspective plus technique sur l'anatomie et la stimulation du point G et du point P:

"Le phénomène du point G. Une étude clinique" par Ernst Grüne: Une étude clinique" par Ernst Grÿfenberg: En tant qu'étude de référence, le travail de Grÿfenberg a introduit le concept du point G, jetant les bases d'une recherche plus approfondie sur le plaisir sexuel féminin.

"Anatomie et physiologie de la fonction sexuelle chez l'homme" par Irwin Goldstein: Cet ouvrage se penche sur les subtilités de l'anatomie sexuelle masculine, y compris la prostate, fournissant des informations essentielles qui peuvent être directement appliquées aux techniques de stimulation du point P.

"Sexual Response Cycles and Their Implications" par William Masters et Virginia Johnson: Leur exploration approfondie des cycles de réponse sexuelle chez l'homme est essentielle pour comprendre le contexte dans lequel la stimulation du point G et du point P se produit.

215

En outre, ces articles et études contribuent à combler le fossé entre les techniques pratiques et les connaissances théoriques:

*"Neurobiologie du plaisir sexuel: le rôle du cerveau" par Barry Komisaruk:*Cet article approfondi examine comment différentes régions du cerveau sont impliquées dans la réponse sexuelle, élucidant les fondements neuraux de la stimulation du point G et du point P.

*"La prostate en tant qu'organe de la fonction sexuelle: A Review" par John P. Mulhall:*La revue de Mulhall rassemble les principales découvertes scientifiques sur le double rôle de la prostate dans la reproduction et le plaisir, offrant une compréhension précieuse pour l'exploration du point P.

*"Clinical Perspectives on the G-Spot" par Beverly Whipple:*Le travail de Whipple synthétise les résultats cliniques et les récits personnels pour élaborer un guide clair sur les réalités et les idées fausses entourant le point G.

Si vous préférez lire des articles plus récents, envisagez d'explorer des revues universitaires en ligne telles que The Journal of Sexual Medicine ou The International Journal of Impotence Research. Ces revues présentent souvent les études et les résultats les plus récents qui peuvent vous tenir au courant de la recherche de pointe:

"Exploring the Influence of Partner Dynamics on Sexual Satisfaction" par Janice Y. Marks: Trouvé dans The Journal of Sexual Medicine, cet article étudie comment les facteurs relationnels affectent le plaisir sexuel, en abordant le rôle de la communication dans la stimulation efficace du point G et du point P.

*"Sexual Function and Health: A Review of Clinical Studies" par Marcia D. Kennedy:*Publiée dans The International Journal of Impotence Research, cette revue complète couvre une gamme d'études liées à la stimulation du point G et du point P, offrant une référence solide pour une compréhension plus approfondie.

Pour vraiment apprécier la profondeur du plaisir sexuel et ses nombreuses facettes, la lecture de ces livres et articles peut fournir des perspectives à la fois relationnelles et scientifiques. Chaque ressource apporte une pièce unique au puzzle complexe de l'intimité sexuelle, aidant à construire une approche bien équilibrée et informée de la stimulation du point G et du point P. Bien que les recommandations ci-dessus constituent un point de départ solide, le domaine de la santé sexuelle évolue continuellement, d'où l'importance de rester curieux et de se tenir au courant des recherches en cours.

Enfin, n'hésitez pas à explorer la pléthore de forums et de discussions au sein des communautés en ligne dédiées à la santé et au plaisir sexuels. Des sites Web comme r/sex sur Reddit et des forums spécialisés fournissent des expériences anecdotiques et des conseils communautaires, reflétant souvent une diversité de perspectives et d'approches qui peuvent améliorer vos explorations et votre compréhension personnelles.

Affirmez-vous avec des connaissances, soyez ouvert aux nouvelles découvertes et souvenez-vous que le chemin vers le plaisir sexuel consiste autant à voyager avec curiosité qu'à atteindre la destination elle-même.

Il est important de rester curieux et de se tenir au courant de l'évolution de la recherche.

Ressources et communautés en ligne

Le voyage vers la compréhension et l'amélioration du plaisir intime n'a pas besoin d'être solitaire. Avec l'essor d'Internet, une énorme quantité d'informations et de communautés de soutien sont devenues accessibles d'un simple clic. Ces espaces numériques permettent aux individus et aux couples d'apprendre, de partager leurs expériences et de progresser dans leur compréhension du bien-être sexuel. Cette section se penche sur les diverses ressources et communautés en ligne

217

qui peuvent guider et inspirer votre exploration de la stimulation du point G et du point P.

L'une des ressources en ligne les plus précieuses est constituée par les sites Web éducatifs et les blogs consacrés à la santé et au bien-être sexuels. Des sites tels que *Scarleteen* et *GoAskAlice* proposent un contenu médicalement révisé et des conseils pratiques sur un large éventail de sujets, notamment l'exploration anatomique et les techniques de stimulation. Ces plateformes offrent non seulement des informations, mais aussi un sentiment de communauté et d'appartenance, aidant les lecteurs à se sentir moins isolés dans leur curiosité et leurs expériences.

Une autre ressource vitale est constituée par les forums en ligne et les tableaux de discussion. Des sites web comme *Reddit* hébergent de nombreux subreddits tels que *r/Sex* et *r/sexualhealth*, où les utilisateurs peuvent ouvertement poser des questions, partager leurs expériences personnelles et demander des conseils à une communauté mondiale. Ces forums sont souvent modérés pour garantir des discussions respectueuses et informatives, ce qui en fait un espace sûr pour explorer des sujets intimes qu'il peut être difficile d'aborder lors de conversations en face à face.

Les plateformes de médias sociaux jouent également un rôle important dans la promotion de communautés autour du plaisir et de la santé sexuels. Les comptes Instagram gérés par des éducateurs sexuels, tels que @sexwithdrjess et @shanboody, diffusent des informations accessibles sous forme de bouchées. Ces comptes répondent fréquemment aux questions des personnes qui les suivent et créent un contenu à la fois éducatif et engageant. De même, les chaînes YouTube animées par des sexologues et des éducateurs proposent des discussions approfondies et des démonstrations visuelles qui peuvent être incroyablement instructives.

Les ateliers en ligne et les webinaires constituent une autre excellente occasion d'approfondir vos connaissances. De nombreux éducateurs et thérapeutes sexuels proposent des cours virtuels couvrant un large éventail de sujets, des bases de l'anatomie sexuelle aux techniques avancées pour atteindre des orgasmes mixtes. Ces sessions comprennent souvent des éléments interactifs, permettant aux participants de poser des questions et de recevoir des conseils personnalisés en temps réel. Des sites web tels que *OMGS* et *Babeland* organisent fréquemment de tels événements, offrant un environnement d'apprentissage structuré mais flexible.

Pour ceux qui cherchent à approfondir les perspectives académiques et cliniques sur la santé sexuelle, les bases de données et les revues en ligne sont inestimables. Des sites web tels que *PubMed* et *Google Scholar* permettent d'accéder à des études et des articles évalués par des pairs qui peuvent apporter une compréhension plus scientifique de la stimulation du point G et du point P. Ces plateformes sont particulièrement utiles pour ceux qui apprécient les informations fondées sur des preuves et qui souhaitent se tenir au courant des derniers résultats de la recherche dans ce domaine.

Les podcasts constituent également une excellente ressource pour ceux qui préfèrent l'apprentissage auditif. Des émissions comme *"Sex with Emily"* et *"The Pleasure Mechanics"* couvrent un large éventail de sujets liés au plaisir sexuel et à la santé, avec souvent des invités experts qui apportent des points de vue uniques et des conseils pratiques. Les podcasts offrent un moyen pratique d'absorber des informations en déplacement, ce qui permet d'intégrer plus facilement l'apprentissage dans un mode de vie occupé.

Pour les individus et les couples intéressés par une approche plus personnalisée, les services de conseil et de thérapie en ligne peuvent s'avérer incroyablement bénéfiques. Des plateformes telles que *Talkspace* et *BetterHelp* mettent en relation les utilisateurs avec des thérapeutes agréés spécialisés dans la santé sexuelle et les relations. Ces services offrent un environnement confidentiel pour discuter des préoccupations personnelles, des défis et des objectifs, en proposant des conseils professionnels adaptés à vos besoins spécifiques.

En outre, l'importance du soutien communautaire dans l'exploration du plaisir sexuel ne peut pas être surestimée. Les groupes de soutien et les communautés en ligne consacrés à des aspects spécifiques de la santé sexuelle offrent un lieu de soutien et d'encouragement mutuels. Les groupes Facebook, par exemple, proposent des groupes fermés ou secrets axés sur divers centres d'intérêt, allant de l'exploration de nouvelles techniques à la gestion des dysfonctionnements sexuels. Ces communautés tissent souvent des liens solides entre les membres, créant un sentiment d'appartenance et un objectif commun.

Les détaillants en ligne spécialisés dans les produits de bien-être sexuel, tels que *Lovehoney* et *Sh!*, offrent également une mine d'informations par le biais d'avis d'utilisateurs et de descriptions détaillées des produits. Ces plateformes proposent souvent des conseils d'experts et des guides pratiques qui peuvent aider à sélectionner les bons produits pour la stimulation du point G et du point P, garantissant ainsi une expérience plus sûre et plus agréable.

Enfin, les livres électroniques et les guides numériques constituent une mine d'informations, approfondissant souvent des sujets avec un niveau de détail et de profondeur que d'autres ressources en ligne ne peuvent pas égaler. De nombreux éducateurs et thérapeutes sexuels respectés publient leurs ouvrages sous forme numérique, ce qui permet de les télécharger et de les lire à son propre rythme. Des plateformes comme *Amazon Kindle* et *Apple Books* proposent de vastes bibliothèques consacrées à la santé et au plaisir sexuels, ce qui vous permet d'avoir accès à un contenu faisant autorité et perspicace chaque fois que vous en avez besoin.

Alors que vous vous lancez dans ce voyage d'exploration et de découverte, n'oubliez pas que le paysage numérique est riche en ressources et en communautés désireuses de vous soutenir. Que vous soyez à la recherche de conseils techniques, d'un soutien émotionnel ou d'une communauté de personnes partageant les mêmes idées, l'internet a quelque chose à vous offrir. Exploitez la sagesse collective et les expériences disponibles en ligne pour améliorer votre vie intime et approfondir votre compréhension du plaisir sexuel.

En définitive, le monde numérique est une passerelle vers des possibilités infinies. En tirant parti de ces ressources et communautés en ligne, vous pouvez cultiver une approche épanouissante et bien informée de la stimulation du point G et du point P, enrichissant ainsi vos expériences en solo et en commun. N'hésitez pas à explorer, à poser des questions et à entrer en contact avec d'autres personnes dans le cadre de ce voyage passionnant vers un bien-être et un plaisir sexuels accrus.